암과 바이러스를
소멸시키는
복식호흡

1997년 제1회 한·중·일 국제 氣 과학 학술대회에서 「탐구해 본 氣의 세계」 발표

주간조선 : 氣의 세계에 현대과학을 도입, 기공의 대중화에 기여(금주의 인물)
교보문고 : 건강, 의학 분야에서 연속 베스트셀러 선정(제1권, 제2권)

호흡수련과 氣의 세계(제5권)

암과 바이러스를

소멸시키는

전영광

복식호흡
腹式呼吸

좋은땅

머리말

————

35억 년 전에 지구상에 처음으로 모습을 드러내었던 단세포 미생물인 바이러스는 그들의 연약한 몸으로는 감당하기가 힘든 재난을 거듭해서 겪게 되자 그러한 가혹한 환경을 극복하면서 얻었던 생존의 기술 그리고 정보와 지식을 그들의 유전자에다 고스란히 축적시키게 된 것은 당연한 생존 전략이었다. 사람의 몸 안에다 자리를 잡고 편안한 생활을 누리던 바이러스들은 어느 날 몸 안으로 느닷없이 들어 닥친 항생제로 미처 영문도 모른 채 떼죽음을 당하는 대참사를 연이어서 겪게 되었다.

그들의 종족을 제대로 보존하기 위해서 실패를 거울삼아 인간이 쉽사리 백신을 만들 수 없도록 한 것이 바로 코로나류의 바이러스이다. 코로나 바이러스는 형태가 변화무쌍한 RNA 바이러스다. 원형(原形)의 항체(抗體)가 없어 사실상 항체(抗體) 백신을 만들기가 어렵고 설령 만들어 놓는다고 할지라도 그들 유전자의 염기서열을 바꾸어 새로운 모습으로 나타나게 된다. 전문가 집단이 얘기하듯이 1파가 들이닥치게 되자 그들과 맞서 싸울 수 있는 무기가 마련되지 않아 온 지구가 파국으로 내몰리고 있는 것이다.

인간이 섣불리 대응을 하게 되면 그들의 경각심을 높이게 되어 더욱 강력한 무기로 2파, 3파의 파상적인 공격을 가할 것은 자명하다. 그들의 생존이 걸려 있기 때문이다. 생존이 걸려 있기는 인류도 마찬가지다.

2020년 4월 22일 세계보건기구는 "코로나 바이러스 변이속도가 치료제·백신 개발 속도보다 훨씬 빠르다. 지난 4개월 동안 4300종이나 넘는 새로운 돌연변이 바이러스가 발견됐고 그중에서는 지금까지 알려진 것보다 270배나 더 많이 증식시키는 변종 바이러스가 발견되었다"라고 발표한 바 있다. 요약하자면 설령 백신이나 치료제가 개발되더라도 신종 코로나 바이러스는 이를 무력화시킬 수 있는 첨단 무기를 잇달아 개발하고 있다는 것을 의미한다.

코로나19 감염자의 30%는 무증상이다. 이들은 자신이 감염된 줄도 모르고 돌아다니면서 무서운 속도로 전 세계로 코로나 바이러스를 확산시켜 가고 있다. 세계보건기구(WHO)는 "전 세계가 새로운 위험한 단계에 있다"라면서 "코로나19 바이러스는 여전히 빠르게 퍼지고 있고, 여전히 치명적이며, 여전히 다른 사람에게 전염되기 쉽다"라고 발표한 바가 있다.

2018년 통계청은 한국인의 사망 원인은 1위가 암, 2위가 심장 질환, 3위가 뇌혈관 질환, 4위가 폐렴으로 발표한 바가 있다. 2011년 보건복지부와 국립암연구센터에서는 평균 수명까지 생존할 경우, 암에 걸릴 확률은 3명 중에 1명이라고 발표한 바가 있다.

전 세계를 파국으로 몰아가고 있는 코로나 사태는 위기임과 동시에 기회이기도 하다. 인류가 그동안 구축해 온 의료체계에 대한 전반적인 고찰과 함께 근본적인 개혁을 요구하고 있다는 점에서는 기회이기도 하다.

자전적인 선도수련 체험기를 4권에 걸쳐 발간한 것을 계기로 현대의학으로서도 어쩔 수 없는 B형 말기 암 환자와 만성 질환자들을 많이 만나 보게 되었다. 난치병 해소를 위해서 갖가지 방안을 강구하는 과정에서 내가 확인하고 터득한 것은 다음과 같다.

혈액 중의 산소부족으로 세포가 당분을 제대로 산화, 연소시키지 못하게 되면 혈관 벽에 노폐물이 죽처럼 들러붙어 암과 만성 질환의 원인이 된다(노벨 생리의학 수상자 옷토 바르부르크박사) 사람들은 폐 용적의 13%만 활용하는 얕은 호흡, 불완전 호흡으로 질병이 생길 수밖에 없는 병리학적 요인을 안고 있다. 폐용적의 20% 내지 30%를 활용하는 복식호흡을 수련하게 되면 지속적으로 그리고 보다 많은 산소의 흡입으로 산소포화도는 항상 95%를 유지하게 되어 바이러스에 대한 면역력을 갖게 된다.

또한 복식호흡수련으로 지속적으로 보다 많이 들이켠 대기 중의 산소는 암과 만성 질환의 원인이 된 노폐물과 바이러스를 산화, 연소시켜 질병의 근원을 소멸시켜 나가게 된다. 오늘날 암과 바이러스 감염 질환이 현대의학으로도 난치병이 된 이유는 질병이 생길 수밖에 없는 병리학적 요인 속에서 질병의 예방과 치유책을 찾고 있기 때문이다. 폐용적의 20% 내지 30%를 활용하는 복식호흡은 병리학적 요인으로 생길 수 있는 암과 바이러스 질환을 생기지 않도록 하는 사전 예방적 수단이 되고 암과 바이러스 질환이 생겼을 때에는 복식호흡수련으로 이를 극복할 수 있게 된다.

B형 간 경변으로 간 이식 기회마저 놓쳐 버린 절망적인 상태에 있던 최정엽 씨가 복식호흡 수련으로 6개월여 만에 난치병으로부터 벗어나게 되자, 복식호흡의 효능을 검증 가능하고 반복 가능한 방법으로 확인

하기 위해 난치병 환자들을 상면하도록 주선하는 일이 많았다. 모처럼 만나 보게 된 난치병 환자들에게는 복식호흡 수련결과 일어나는 호전현상을 객관적으로 확인할 수 있도록 종합병원의 정밀검사진단에 의거 치병일지를 작성할 것을 부탁하였다.

「복식호흡에 의한 난치병 치유사례」에는 시술자와 환자의 역할 분담과 환자의 자구노력으로 암과 만성 질환. 그리고 바이러스 감염 질환을 극복하게 된 사례를 귀납적인 방법으로 확인할 수 있도록 다수의 사례를 수록하고 있다. 2020년 7월에 들어서서는 백신제에 대한 임상시험이 각 국가에서 활발하게 이루어지면서 그의 개발 가능성이 점차 높아지고 있다.

요약하자면 코로나 사태 해소 여부와 관계없이 누구나 쉽게 배우고 익힐 수 있는 복식호흡 수련을 생활화한다는 것은 인류의 시작과 함께 인류를 고통과 죽음으로 몰아넣고 있는 암이나 갖가지 만성 질환 그리고 극성스러운 세균이나 바이러스 감염 질환을 근원적으로 소멸시킬 수 있는 최적의 그리고 최상의 방법이라고 생각한다.

복식호흡은 횡격막호흡이다. 문제는 생활에서 오는 긴장과 스트레스로 인해 숨을 복부 아래로 끌어들이는 역할을 하는 횡격막이 굳어지고 단단하게 된 상태에서 폐 용적의 20% 내지 30%를 활용할 수 있는 새로운 복식호흡을 어떻게 하면 이를 고안하여 생활화할 수 있느냐의 문제에 귀착된다.

전 세계를 파국으로 몰아가고 있는 코로나 사태 해소를 위해 온갖 방법이 동원되고 있는 가운데 누구든지 쉽게 익히고 배울 수 있는 새로운 복식호흡법을 고안할 수 있었던 것은 난치병 환자들이 복식호흡의 효능을 객관적으로 검증할 수 있도록 기꺼이 치병일지를 작성하여 주었기에 비로소 가능하게 되었다. 복식호흡의 효능을 검증할 수 있도록 도와주었던 주변의 모든 사람들에게 감사를 드린다.

국무총리실 국무차장을 역임한 바 있는 신철식 씨, 카이스트 출신의 전자공학박사로 현재 미로 앤 유스 변리사무소를 운영하고 있는 정용철 씨에게도 감사를 드린다. 두 사람과는 1988년 서기관 진급을 위한 공무원 중견 관리자 교육반에서 만나게 된 인연을 오늘에 이르기까지 지속하게 되어 40여 년에 걸친 선도수련 체험기를 책으로 출간할 수 있는 계기가 되었고 2007년에는 3건의 기혈소통기로 발명특허를 받은 바도 있었기 때문이다.

2007년에 특허를 받은 3건의 발명품의 시제품 제작에는 조카 김현용과 대구의 신칠훈 씨로부터 물심양면으로 도움을 받은 바 있다. 해양수산부 차관보를 역임한 심호진 씨와는 40여 년간 서로 간에 모자라는 부분을 메워 가면서 선도(仙道)수련의 폭과 깊이를 더할 수 있었다. 외국어대학교의 이영택 교수 그리고 거제시 수산과장을 역임한 남선우 씨는 1997년 제1권이 출간된 이후 출간된 책마다 부족하였던 부분을 지적함으로써 미흡한 부분을 보정할 수 있도록 도와주었다.

이에 오늘의 나를 있도록 한 주변의 모든 사람들에게 거듭 감사를 드린다. 잘못된 척추수술로 몸져누워 있을 때는 물론이고 40여 년의 선도수련 체험기를 전후 5권에 담아 이를 펴낼 수 있었던 것은 한결같은 정성으로 돌봐 주었던 아내 최정자의 도움이 있었기 때문이다. 여기에 감사의 마음을 전한다. 마지막으로 이 책의 출판을 맡아 주었던 좋은땅 출판사의 여러분에게 감사를 드린다.

제1부 암과 바이러스를 소멸시키는 복식호흡

제2부 복식호흡에 의한 난치병 치유사례

제1부

암과 바이러스를
소멸시키는 복식호흡

코로나 사태 해소방안 연구 '요약서'

【방역당국】

코로나 바이러스 감염 여부를 판별하는 데에는 산소포화도가 기준이
된다. 산소포화도는 혈액 중에서 산소가 차지하는 비중을 일컫는다. 방
역당국에서는 산소포화도가 95% 이상으로 정상이면 혈액 중의 산소가
세균이나 바이러스를 소멸시키게 되어 전염병의 위험이 없어진다고 판
단한다. 산소포화도가 90% 이하이면 폐렴 등의 질병으로 의심되어 병원
에서 필수적으로 검진을 받도록 하고 있고 증상이 악화되면 중증 환자
와 위중 환자를 구분하여 치료한다. 어느 경우이든 환자의 산소포화도
를 높이는 것을 목표로 하고 있다.

【흉식호흡과 복식호흡】

보통 사람들의 경우, 코로 숨을 들이켜고 입으로 숨을 토해 내는 1회

호흡에 소요되는 시간은 3초에 불과하고 1회 호흡에서 일어나는 폐의 환기량은 500cc에 불과하다. 그리고 폐용적의 13%만 겨우 활용하고 있을 뿐이다. 복식호흡을 수련하는 경우, 1회 호흡에 소요되는 시간은 6초에서 10여 초에 달하게 되고 1회 호흡에서 일어나는 폐의 환기량은 1000cc에서 1500cc에 달하게 된다. 그리고 폐용적의 활용률은 20%대에서 30%대에 이른다.

대기 중의 산소는 20%를 점하고 있다. 복식호흡을 수련하게 되면 산소포화도는 항상 95%를 유지하게 되어 바이러스에 대한 면역력을 갖게 된다. 또한 복식호흡을 수련하게 되면 지속적으로 보다 많은 산소의 흡입으로, 혈관 벽에 늘어 붙어 암과 만성 질환의 원인이 되고 있는 노폐물과 바이러스를 산화, 연소시켜 난치병의 근원을 소멸시켜 나간다.

【복식호흡은 횡격막호흡이다】

횡경막은 가슴과 복부 사이에 지붕 모양으로 붙어 있는 근육과 인대로 된 가로막으로 숨을 들이켤 때에는 아래로 내려간 지붕 모양으로 된 횡격막이 수축되면서 숨을 복부 아래로 끌어들이게 되고 숨을 토하게 되면 지붕 모양으로 된 횡격막으로 다시 되돌아가게 된다. 그러나 성인이 되었을 때에는 생활에서 오는 긴장과 스트레스로 인해 근육과 인대로 된 횡격막이 굳어지고 단단하게 되어 횡격막이 제 기능을 못하게 되자 어쩔 수 없이 코로 숨을 들이켤 때에는 가슴이 팽창하고 어깨가 올라가는 흉식호흡을 하게 된다. 흉식호흡에서는 폐용적의 13%만 겨우 활용하는 얕은 호흡, 불완전한 호흡을 하게 된다.

문제는 근육과 인대로 된 횡격막이 굳어지고 단단하게 되어 있는 상태에서 복식호흡이 과연 가능한가의 여부에 메이게 된다. 이 문제를 해소하기 위해서 고안하게 된 것이 "호흡역학(呼吸力學)을 이용한 복식호흡"이다.

【호흡역학(呼吸力學)을 이용한 복식호흡】

2012년에 출간된 『호흡수련과 氣의 세계 제4권』에는 복식호흡의 수련으로 생활 자체가 혈관소통으로 이어지게 되면서 바이러스 말기 간암과 간 이식기회를 놓쳐 버린 중증의 바이러스 간 경변 환자를 불과 3개월과 6개월여 만에 치유의 길로 이끌었던 복식호흡의 놀라운 효능을 소개한 바가 있다.

난치병을 치유의 길로 이끌었던 복식호흡은 호흡역학(呼吸力學)을 이용한 호흡법이다. 인체는 일정한 부피와 용적을 가지고 있는 유기체이고 또한 일정한 압력을 유지하려는 항상성을 가지고 있다. 입으로 길게 숨을 토하게 되면 몸 안의 압력이 현저히 낮아지게 되고 그 낮아진 압력을 충당하기 위해 코로 길게 숨을 들이켜고 입으로 길게 숨을 토하는 복식호흡이 자연스럽게 이루어진다.

입으로 길게 숨을 토하게 되면 굳었던 마음과 몸까지도 풀어 주게 되어 생활에서 오는 긴장과 스트레스를 풀어 주게 된다. 따라서 책을 읽거나 TV를 시청하면서도 그리고 길을 걸어가면서도 입으로 길게 숨을 토하는 복식호흡을 생활화할 수가 있게 된다.

『호흡수련과 氣의 세계』를 제1권에서부터 시작 제4권에 이르는 책을 발간한 것을 계기로 우여곡절 끝에 만나 본 환자들 중에는 가슴이 답답하고 숨 쉬기가 힘들다. 그리고 심장이 두근거려 밤에 잠을 제대로 이룰 수가 없다고 호소하는 담적중 환자, 반신불수의 뇌졸중 환자, 중중의 유방암 환자들도 있었다. 암 환자와 바이러스 감염질환자를 비롯한 이들 난치병 환자들이 보다 쉬운 방법으로 복식호흡을 수련할 수 있도록 하기 위해서 개발한 것이 「졸음운전의 원인. 수면중 무호흡. 코골이가 해소되는 복식호흡기」로, 특허청에다 2019년 12월 19일부로 발명특허(출원번호(10-2019- 016534)를 신청하기에 이르렀다. 복식호흡기는 굳어지고 단단하게 된 근육과 인대를 풀어 줌으로써 횡격막이 본래의 기능을 되찾게 하는 방법을 택하고 있다.

제1장
코로나류의 백신, 치료제는 한 번도 개발된 적 없다

위의 표제는 2020년 3일 23일 『조선일보』「최보식이 만난 사람」에서 대담자로 나섰던 김신우 대구시 감염병 관리지원단장(경북대의대 감염내과 교수)의 언급이다. 인터뷰 기사의 요지는 다음과 같다.

지금 세계를 공포로 몰아넣고 있는 코로나 바이러스는 변이(變異)를 잘하는 RNA 바이러스다. 코로나 바이러스에 대한 백신이나 치료제는 한 번도 개발되지 못했다. 처음 1~4번 코로나는 감기였고 5번 코로나는 사스, 6번 코로나는 메르스였다. 모두 치료제와 백신이 없었다. 이번이 7번째 변형 코로나인데 쉽게 물러날 놈이 아닌 것 같다.

코로나 바이러스는 형태가 변화무쌍한 RNA 바이러스다. 원형(原形)의 항체(抗體)가 없어 사실상 항체(抗體) 백신을 만들기가 어렵고 설령 만들어 놓는다고 할지라도 그들의 유전자를 변형시켜 새로운 모습으로 나타나게 된다. 또한 무증상 상태에서 이를 전파시킬 수 있는 전파력을 갖게 되어 무서운 속도로 전 세계로 확산되어 가고 있다.

코로나 바이러스 감염 환자의 증상이 악화되면 호흡곤란이 생겨 힘들어한다. 코로나 바이러스 감염 환자에게는 현재 에이즈 치료제와 말라리아 치료제를 주로 사용하고 대증요법으로 해열제 및 기침약을 사용한다.

김신우 감염병 관리지원단장은 "너무 무서워하지도 그리고 너무 가볍게 보지도 말고 조심할 것은 조심하여야 한다"라고 언급하고 있다. 그리고 "코로나 바이러스는 비말(飛沫) 접촉 감염이다. 일상생활에서 사람이 모인 곳에 안 가고 마스크를 쓰고 안 씻은 손으로 눈, 코, 입에 갖다 대지 않으면 문제가 없다"라고 언급하고 있다.

【중앙방역당국의 대처 방법】

산소포화도는 혈액 중에서 산소가 차지하는 비중을 일컫는다. 중앙방역당국에서는 산소포화도가 95% 이상이면 혈액중의 산소가 세균이나 바이러스를 소멸시키게 되어 바이러스에 대한 면역력을 갖게 된다고 판단한다. 산소포화도가 90% 이하이면 폐렴 등의 질병으로 의심되어 병원에서 필수적으로 검진을 받도록 하고 있다.

코로나 바이러스감염 환자의 초기 증상은 마른기침, 발열, 근육통이다. 심한 감기처럼 보인다. 증상이 악화되면 호흡곤란이 생겨 힘들어한다. 이 단계에 이르면 위중 환자와 중증 환자로 구분 인공호흡기 등을 이용하여 혈액중의 산소포화도를 높이는 데 주력하게 된다.

2020년 3월 24일, 정은경 중앙방역대책본부장은 정례브리핑에서 중증 환자와 위중 환자에 대한 치료 방법을 설명한 바 있다. 어느 경우이든 환자의 산소포화도를 높이는 것을 목표로 하고 있다.

【중증 환자】

산소포화도를 올려 주기 위해 산소마스크를 통해서 산소 치료를 받게 하고 있다.

【위중 환자】

기관지 삽관술을 이용한 기계식 산소호흡 치료법 또는 에크모 치료법을 시행한다. 에크모 치료법은 체외 산소공급장치로 혈액을 체외로 빼내 혈액 중에다 산소를 투입하여 다시 환자 몸에 주입하는 방법을 택하고 있다.

2020년 4월 22일 질병관리본부는 "신종코로나 바이러스 감염 환자(코로나19) 가운데 회복되어 항체가 생긴 사람 중 절반가량은 체내에 바이러스가 남아 있는 양성반응을 보이고 있다"라고 한다. 2020년 5월 3일 현재 중앙방역당국은 완치로 판정을 받은 환자 가운데 재 양성자만 340명에 달하고 있고 3차 양성판정을 받은 자도 3명에 이르고 있다는 것을 발표한 바가 있다.

2020년 5월 7일 건강보험공단은 가벼운 경증 환자의 치료 경비는 평균 331만 원, 중증 환자는 약 1천 2백만 원, 위중 환자는 최소 5천 5백만 원에서부터 7천만 원에 이른다는 것을 발표한 바가 있다. 중증 이상 환자부터는 음압격리병실을 이용하게 되고 검사, 투약, 인공호흡기, 투석, 에크모 등을 사용하는 데 소요되는 경비 때문이다.

제2장
최종 해법, 집단면역의 활용론

신종 감염병 중앙임상위원회 오명돈 위원장은 "임상연구에 따르면 4월 개학 시 코로나가 반드시 더욱 유행할 것"이라며 "이 경우 또 무작정 학교 문을 닫을지, 영국처럼 확진자가 생겨도 개학을 지속하여 집단면역을 높이고 감염자만 집단 관리할지 미리 사회적 합의를 받아야 하는데 이게 전혀 없다"라면서 답답하다고 언급하고 있다.

위원회에서는 "언제까지고 직장폐쇄 등 억제정책만 지속할 수 없다"라고 판단하고 있다. 그리고 국내 확진자가 늘수록 감염 후 회복과정에서 집단 면역력이 높아지는 딜레마가 있다는 것이다.

'집단면역의 활용론'은 2020년 3월 25일자 『조선일보』의 「만물상」에 게재된 박은호 논설위원의 기고문 제목이다. 기고문의 요지는 다음과 같다.

감염병 차단이 가능한 집단면역의 수준은 질병마다 다르다. 바이러스 전파력과 밀접한 관계가 있다. 한 감염자가 만들어 내는 재생산지수

(RO)가 1명 미만이 되어야 감염확산이 중단된다. 신종 코로나는 2.5 내지 3 수준인데 RO를 1 미만으로 낮추려면 국민 60% 내지 70%에게 면역이 생겨야 비로소 가능하게 된다.

같은 코로나 바이러스인 메르스는 0.4 내지 0.9 사스는 4명 수준이다. 옷깃만 스쳐도 걸린다는 홍역은 12명 내지 18명으로 90% 이상 면역이 필요하다. 결론은 '집단면역은 의도적으로 선택할 수 있는 대안은 결코 안 된다'라는 것이다. 그리고 이를 대안으로 선택하였을 때 생기는 예상 수치를 다음과 같이 제시하고 있다.

5178만 명의 인구 중 국민의 60%인 3100만 명이 감염돼 면역력을 얻으려면 치사율 1.3%에서 40만 명이 넘는 사망자가 발생한다. 전 세계 평균 치사율이 4%를 넘는 만큼 다른 나라 사정은 말할 것도 없다.

2020년 4월 8일 뉴스에는 "영국, 스웨덴의 집단면역실험 예상대로 실패"라는 기사가 보도되었다. 스웨덴은 2020년 4월 6일까지 확진자 7206명에 사망자 477명을 기록하게 되었고 영국은 같은 날까지 확진자가 5만 1608명에서 사망자 5373명에 이르게 되자 드디어 모험적인 실험을 중단하게 되었다고 영국의 BBC 방송은 이를 보도하기에 이르렀다.

【코로나 바이러스가 가을에 대유행, 내년까지 간다】

코로나19 감염자의 30%는 무증상이다. 이들은 자신이 코로나 바이러스에 감염된 줄도 모르고 돌아다니면서 무서운 속도로 전 세계로 코로나 바이러스를 확산시켜 가고 있다.

2020년 3월 23일 코로나 확진자 치료의료진과 전문가들로 구성된 '신종감염병 중앙임상위원회'에서는 코로나 바이러스가 가을에 대유행, 내년까지 간다고 예측하고 있다. 코로나19가 걷잡을 수 없이 확산되어 가자 정부는 초, 중, 고, 대학에 이르기까지 휴교령을 내린 바 있다.

2020년 4월 22일 세계보건기구는 "코로나 바이러스 변이 속도가 치료백신개발 속도보다 훨씬 빠르다. 지난 4개월 동안 4300종이나 넘는 돌연변이 바이러스가 발견됐고 그중에서는 지금까지 알려진 것보다 270배나 더 많이 증식시키는 변종 바이러스가 발견되었다"고 발표한 바 있다. 요약하자면 설령 백신이나 치료제가 개발되더라도 신종코로나 바이러스는 이를 무력화시킬 수 있는 첨단 무기를 지속적으로 개발하고 있다는 것을 의미한다.

가을을 얼마 앞둔 2020년 8월 10일 현재 국제통계사이트 월드오미터 집계에 따르면 전 세계 누적 코로나19 확진자는 2000만 331명이다. 누적 사망자는 73만 3139명으로 집계됐다. 첫 발병보고부터 확진자가 1000만 명이 될 때까지 6개월이 걸렸지만 1000만 명이 다시 늘어나기까지는 43일밖에 걸리지 않았다. 세계보건기구(WHO)는 "전 세계가 새로운 위험한 단계에 있다"라면서 "코로나19 바이러스는 여전히 빠르게 퍼지고 있고, 여전히 치명적이며, 여전히 다른 사람에게 전염되기 쉽다"라고 발표한 바가 있다.

제3장
면역력과 자연치유력

2018년 통계청은 한국인의 사망 원인은 1위가 암, 2위가 심장 질환, 3위가 뇌혈관 질환, 4위가 폐렴으로 발표한 바가 있다. 2011년 보건복지부와 국립암연구센터에서는 평균 수명까지 생존할 경우, 암에 걸릴 확률은 3명 중에 1명이라고 발표한 바가 있다.

남자가 평균 수명인 77세까지 생존할 경우, 암에 걸릴 확률은 5명 중에 2명으로 38%를 차지하게 되고 여자가 평균 수명인 83세까지 생존할 경우, 암에 걸릴 확률은 3명 중에 1명으로 32%를 차지한다고 발표한 바가 있다.

영양상태의 개선과 함께 의료기술의 발전으로 비록 평균 수명이 늘어나긴 하였지만, 노후의 10여 년은 기력의 저하와 함께 현대의학으로서도 어쩔 수 없는 만성 질환과 암 그리고 세균과 바이러스로 인한 전염병으로 삶의 질은 급격히 저하되고 있다.

14세기 중반 유럽을 휩쓸었던 페스트 전염병은 유럽 인구의 3분의 1을 죽음으로 몰아넣었고 1918년 스페인 독감은 전 세계에 최소한 5천만 명의 목숨을 앗아간 것으로 기록되고 있다. 세계보건기구에서는 세균이나 바이러스로 인한 전염병으로 사망하는 인구는 매년 1500만 명 이상이라고 발표한 바 있다.

현대의학으로도 어쩔 수 없는 바이러스 질환 그리고 암과 만성 질환을 극복할 수 있는 기본 원리는 노벨상을 수상한 연구논문에서 이미 이를 규명한 바 있으나 그 기본 원리를 실천에 옮길 수 있는 구체적인 방법을 아직 찾지 못하고 있다는 데에 문제가 있다.

1931년 노벨 생리의학상을 수상한 독일의 옷토 바르부르크박사는 「세포호흡에 관한 연구」를 통해서 혈액 중의 산소부족으로 세포가 당분을 제대로 산화, 연소시키지 못하게 되면 혈관 벽에 노폐물이 죽처럼 늘어붙어 암과 만성 질환의 원인이 된다는 것을 발표한 바가 있다.

따라서 암과 만성 질환 그리고 오늘날 극성을 부리고 있는 바이러스 감염 질환을 극복할 수 있는 유일한 방법은, 대기 중의 산소를 지속적으로 그리고 보다 많이 들이켤 수 있는 새로운 복식호흡을 고안하여 복식호흡 수련을 생활화하는 것이다.

새로운 복식호흡을 고안하여 이를 수련하게 되면 지속적으로 그리고 보다 많이 들이킨 대기 중의 산소는 산소포화도가 95%를 항상 유지하게 되어 바이러스에 대한 면역력을 갖게 된다.

또한 복식호흡의 수련으로 지속적으로 보다 많이 들이켠 대기 중의 산소는 좁은 혈관 벽에 늘어 붙어 암과 만성 질환의 원인이 되고 있는 노폐물과 바이러스를 산화, 연소시켜 난치병의 근원을 소멸시켜 나가게 되고 생활 자체가 혈관소통으로 이어진다. 이로 인해 복식호흡의 수련은 활발한 혈액순환으로 이어진다.

혈액은 영양분과 산소가 들어 있는 적혈구, 면역력의 핵심인 백혈구, 지혈작용을 하는 혈소판으로 이루어져 있다. 복식호흡의 수련으로 혈액순환이 제대로 이루어지게 되면 인체에 내재된 면역력과 자연치유력을 되찾게 되어 환자의 자구노력으로 암과 바이러스 감염질환을 극복할 수 있게 된다는 것은 세계 석학들의 논문이 이를 뒷받침하고 있다.

1996년 생리학, 의학 부문의 노벨상은 오스트레일리아의 피터 도어티와 스위스의 롤프 칭커나겔에게 수여되었다. 두 사람은 면역력의 핵심이 되는 백혈구가 암세포와 바이러스에 감염된 세포를 공격하여 제거하지만 정상세포는 그대로 둔다는 것을 밝혀낸 공로 때문이다.

면역력의 핵심은 백혈구에 속하는 면역세포이다. 백혈구에 속하는 대식세포, 호중구, 호염구, 단핵구, 킬러세포, 마이크로 파지 등의 면역세포들은 물론이고 인체를 구성하고 있는 모든 세포들은 조밀한 모세혈관망으로 둘러싸여 있다.

따라서 몸 안의 혈액이 제대로 순환되어야만 백혈구에 속하는 면역세포들이 모세혈관을 통해서 산소와 당분을 제대로 공급받게 되어 비로소 면역세포들이 100%의 전투력을 갖게 되어 암세포와 바이러스에 감염된 세포를 공격하여 박멸시킬 수가 있게 된다. 다시 말하면 몸 안의 혈액이 제대로 순환되어야만 질병을 사전에 예방하거나 또는 극복할 수 있는 면역력이 생긴다는 뜻이 된다.

오늘날 암과 바이러스 질환이 현대의학으로서는 물론이고 이를 대신할 수 있다는 대체의학으로도 어쩔 수 없는 난치병이 되고 있는 이유는, 몸 안의 혈액을 제대로 순환시킬 수 있는 방법을 아직까지도 개발하지 못하고 있기 때문이다.

제4장

복식호흡으로 암과 바이러스를 소멸시킨다

【바이러스를 소멸시키는 복식호흡】

산소포화도가 95% 이상으로 정상이면 혈액 중의 산소가 세균이나 바이러스를 소멸시켜 전염병의 위험이 없어진다. 산소포화도가 90% 이하이면 폐렴 등의 질병으로 의심되어 병원에서 필수적으로 검진을 받도록 하고 있고 증상이 악화되면 중증 환자와 위중 환자를 구분하여 치료한다. 어느 경우이든 환자의 산소포화도를 높이는 것을 목표로 하고 있다.

【흉식호흡과 복식호흡】

오늘날 건강수련법으로 적극 권장하고 있는 복식호흡은 횡격막호흡이다. 횡경막은 가슴과 복부 사이에 지붕 모양으로 붙어 있는 근육과 인대로 된 가로막으로 숨을 들이켤 때에는 아래로 내려간 지붕 모양으로 된 횡격막이 수축되면서 숨을 복부 아래로 끌어들이게 되고 숨을 토하게 되면 지붕 모양으로 된 횡격막으로 다시 되돌아가게 된다.

갓난아기가 숨을 들이켤 때에는 아랫배가 불룩하게 솟아오르고 숨을 입으로 토하게 되면 아랫배는 본래의 자리로 되돌아가게 된다. 코로 숨을 들이켤 때에는 숨을 복부 아래로 끌어들이는 횡격막이 제 기능을 하고 있기 때문이다.

그러나 성인이 되었을 때에는 생활에서 오는 긴장과 스트레스로 인해 근육과 인대로 된 횡격막이 굳어지고 단단하게 되어 횡격막이 제 기능을 못하게 되자, 어쩔 수 없이 코로 숨을 들이켤 때에는 가슴이 팽창하고 어깨가 올라가는 흉식호흡을 하게 된다. 흉식호흡에서는 폐용적의 13%만 겨우 활용하는 얕은 호흡, 불완전한 호흡을 하게 된다.

【발상의 전환이 필요하다】

호흡은 자율신경의 지배를 받고 있다. 인체는 필요한 대기 중의 산소를 사람의 의사와 관계없이 무의식적으로 기도(氣道)를 통해서 끌어들이고 있다.

방역당국에서는 중증 환자, 위중 환자로 분류되면 사람이 가지고 있는 생태적인 기능이나 능동적인 노력은 도외시된 채 중증 환자는 산소마스크를 사용하도록 하고 있고 위중 환자에게는 기관지 삽관술을 이용한 기계식 산소호흡 치료법 또는 체외 산소공급장치를 이용하여 혈액에다 산소를 억지로 투입하는 강제적인 치료방법을 택하고 있다.

방역당국에서 사람이 가진 생태적인 기능이나 능동적인 노력을 도외시하고 있는 이유는 생활에서 오는 긴장과 스트레스로 인해 이미 굳어지고 단단하게 된 횡격막의 기능을 되살려 놓는 방법을 아직까지도 개발하지 못하였기 때문이라고 생각한다.

숨을 복부 아래로 끌어들이는 역할을 하는 횡격막의 기능을 되 실려 놓게 되면 폐용적의 20% 내지 30%를 활용할 수 있는 복식호흡을 생활화할 수 있게 되어 산소포화도는 항상 95%를 유지하게 되어 바이러스에 대한 면역력을 갖게 된다.

폐 용적의 20% 내지 30%를 활용할 수 있는 복식호흡을 수련하게 되면 비록 복식호흡의 생활화가 이루어지지 않는다고 할지라도 복식호흡 수련으로 지속적으로 그리고 보다 많이 들이켠 대기 중의 산소가 산소포화도를 항상 95%를 유지하게 되어 코로나 바이러스에 대한 면역력을 갖게 된다.

또한 복식호흡 수련으로 보다 많이 들이켠 대기 중의 산소는 혈관 벽에 들러붙어 암과 기저질환의 원인이 되고 있는 노폐물과 몸 안에 침투한 바이러스와 세균을 산화 연소시켜 질병의 근원을 소멸시켜 나가게 된다.

발상의 전환을 하게 되면 복부 아래로 숨을 끌어들이는 역할을 하는 횡격막이 비록 굳어지고 단단하게 된 상태에 있다고 하더라도 호흡역학을 이용하게 되면 복식호흡의 수련이 가능하게 된다.

2012년에 출간된 『호흡수련과 氣의 세계 제4권』에는 호흡역학(呼吸力

學)을 이용한 복식호흡 수련으로 바이러스 말기 간암과 간 이식기회를 놓쳐 버린 중증의 바이러스 간 경변 환자를 불과 3개월과 6개월여 만에 치유의 길로 이끌었던 복식호흡의 놀라운 효능을 소개한 바가 있다.

【복식호흡으로 암과 만성 질환을 소멸시킨다】

혈액 중의 산소부족으로 세포가 당분을 제대로 산화, 연소시키지 못하게 되면 혈관 벽에 노폐물이 죽처럼 들러붙어 암과 만성 질환의 원인이 된다(노벨 생리의학 수상자 웃토 바르부르크박사). 사람들은 폐용적의 13%만 활용하는 얕은 호흡, 불완전 호흡으로 질병이 생길 수밖에 없는 병리학적 요인을 안고 있다.

오늘날 암과 만성 질환. 그리고 바이러스 감염질환이 현대의학으로도 난치병이 된 이유는 질병이 생길 수밖에 없는 병리학적 요인 속에서 예방과 치유책을 찾고 있기 때문이다.

폐용적의 20% 내지 30%를 활용하는 복식호흡은 병리학적 요인으로 생길 수 있는 암과 만성 질환 그리고 바이러스 감염질환을 생기지 않도록 하는 사전 예방적 수단이 되고 암과 바이러스 감염질환이 생겼을 때에는 복식호흡수련으로 이를 극복할 수 있게 된다.

2018년 통계청은 한국인의 사망 원인은 1위가 암, 2위가 심장 질환, 3위가 뇌혈관 질환, 4위가 폐렴으로 발표한 바가 있다. 2011년 보건복지부와 국립암연구센터에서는 평균 수명까지 생존할 경우, 암에 걸릴 확률은 3명 중에 1명이라고 발표한 바가 있다.

「복식호흡에 의한 난치병 치유사례」에는 시술자와 환자의 역할 분담과 환자의 자구노력으로 암과 만성질환. 그리고 바이러스 감염질환을 극복하게 된 사례를 귀납적인 방법으로 확인할 수 있도록 다수의 사례를 수록하고 있다.

요약하자면 코로나 사태 해소 여부와 관계없이 복식호흡 수련을 생활화한다는 것은 현대의학으로도 어쩔 수 없는 암과 만성질환. 그리고 바이러스 감염질환을 근원적으로 소멸시킬 수 있는 최적의 그리고 최상의 방법이 된다고 생각한다.

제5장
복식호흡의 생활화가 조기에 이루어진다

　간 경변으로 간 이식 기회마저 놓쳐 버린 절망적인 상태에 있던 최정엽(崔政燁) 씨가 복식호흡 수련으로 6개월여 만에 난치병으로부터 벗어나게 되자, 복식호흡을 확산, 보급하기 위해 인터넷에다 「간을 다스리는 호흡법」을 연재하기 시작한 것은 2009년 4월 12일부터였다.

　이를 계기로 현대의학이나 한방으로도 그리고 갖가지 대체의학으로도 어쩔 수 없는 난치병 환자들이 혹시나 하는 기대와 희망을 갖고 그를 찾는 사람들이 많게 되었고 복식호흡으로 치유의 길로 이끌 수 없는 환자들을 상면하도록 주선하는 일이 많게 되었다.

　우여곡절 끝에 만나 보게 된 난치병 환자들 중의 일부는 가슴이 답답하고 숨쉬기를 힘들어하고 심장이 두근거려 밤에 잠을 제대로 이룰 수가 없다고 호소하는 담적중 환자들 그리고 반신불수의 뇌졸중 환자, 중증의 유방암 환자들도 있었다. 이러한 증상을 호소하는 환자들에게 복식호흡을 지도하여 난치병으로부터 벗어나게 한다는 것은 당초부터 바랄 수가 없어 이를 거절하였다.

내가 고안한 복식호흡은 호흡역학을 이용한 것으로 먼저 입으로 길게 숨을 토하게 되면 몸 안의 압력이 현저히 낮아지게 되고 그 낮아진 압력을 충당하기 위해 코로 길게 숨을 들이켜는 복식호흡이 저절로 이루어지게 된다. 따라서 매 호흡마다 먼저 입으로 길게 숨을 토하는 의식적인 동작이 있어야만 비로소 가능하게 된다.

제 몸 하나도 제대로 다스리지 못하는 환자들이 이를 익혀 수련한다는 것은 바랄 수가 없어 이를 거절하였다. 쉽사리 풀 수 없는 난제를 가지고 고심을 거듭하던 끝에 인도 요가의 기공법 원리를 이용하여 누구든지 쉽게 배우고 익힐 수 있는 새로운 복식호흡을 고안할 수 있게 되었다.

【척추기립근(脊椎起立筋)】

인체는 200여 개의 뼈대로 이루어져 있고 이들 200여 개의 뼈대들은 600여 개의 근육과 인대가 빈틈없이 감싸고 있다. 몸 안에서 기둥 역할을 하고 있는 척추에는 30여 개의 척추마디뼈를 근육과 인대로 연결된 척추기립근(脊椎起立筋)이 수직으로 뻗어 있어 팔과 다리 운동 그리고 허리의 굴신이 가능해진다.

【인도 요가의 기공법】

인도 요가의 기공법 중에는 30여 개의 척추마디뼈를 감싸고 있는 근육과 인대가 밑으로 끌어당겨짐으로써 생긴 견인력으로 어긋난 골반과 척추마디뼈를 바로 잡는 기공법이 있다. 누워 있는 자세에서 두 다리의 발뒤꿈치를 마주 닿게 한 채, 몸 쪽으로 끌어당기게 되면 두 다리는 마름모꼴을 취하게 되고 두 무릎이 바닥으로부터 들린다. 골반과 척추마디뼈가 어긋나 있기 때문이다. 차츰 시간이 지나면서 들렸던 두 무릎이 바닥에 닿게 된다.

두 다리가 마름모꼴을 취하게 되면 둔부가 자연스럽게 들려져 있게 된다. 이로 인해 30여 개의 척추마디뼈를 감싸고 있는 근육과 인대가 밑으로 끌어 당겨지면서 생긴 견인력이 몸 안의 기운(압력)을 골반 부위에다 축적시키는 과정에서 어긋난 골반과 척추마디뼈를 바르게 고쳐 놓았기 때문이다.

두 다리가 마름모꼴의 수련 자세를 취함으로써 어긋난 골반과 척추마디뼈를 바르게 고친 사람들은 예외 없이 복식호흡을 하게 된다. 두 다리가 마름모꼴의 수련 자세를 취하게 되면 몸 안의 기운(압력)을 골반 부위에다 축적시키는 과정에서 굳어지고 단단하게 된 횡격막에 대한 수축과 이완작용으로 횡격막이 본래의 기능을 되찾게 되었기 때문이다.

그러나 수련자가 이러한 자세를 취하게 되면 어긋난 척추마디뼈와 골반뼈를 바로 잡는 과정에서 감내할 수 없는 고통을 수반하게 된다. 근육과 인대가 밑으로 끌어당겨짐으로써 생기는 견인력의 강도를 완화시키는 수단으로 둔부가 자연스럽게 들리도록 무릎과 발목 밑에다 받침대를 설치하게 되면 척추선을 타고 내려가는 몸 안의 기운(압력)을 골반과 다리 부위에다 축적시키게 된다.

시간이 지나면서 골반과 다리 부위에 축적된 강력한 몸 안의 기운(압력)은 코로 숨을 들이켤 때에는 근육과 인대로 된 기도(氣道)와 횡격막을 늘어뜨리고 확장된 기도(氣道)를 통해서 숨을 끌어들이게 되어 복식호흡을 조기에 정착시켜 이를 생활화하게 된다. 그리고 둔부가 자연스럽게 들리도록 무릎과 발목 밑에다 받침대를 설치하게 되면 비록 시간이 걸리긴 하지만 어긋난 척추마디뼈와 골반뼈를 바르게 고쳐 놓게 된다.

둔부가 자연스럽게 들리도록 무릎과 발목 밑에다 설치된 받침대는 막힌 혈관을 소통시킨다는 의미에서 혈관소통기가 되고 또한 복식호흡을 가능하게 한다는 의미에서는 복식호흡기가 된다. 둔부가 자연스럽게 들리도록 무릎과 발목 밑에다 복식호흡기를 설치하고 편안하게 누워서 숨을 들이켜게 되면 들이켜는 숨이 몰라보게 길어지면서 입으로 토하는 숨 역시 길어지는 복식호흡이 아주 수월하게 이루어지고 있다는 것을 직접 느낄 수가 있게 된다.

둔부가 들린 채로 누워 있게 되면 30여 개의 척추마디뼈를 감싸고 있는 근육과 인대가 밑으로 끌어당겨짐으로써 생긴 견인력이 몸 안의 기운(압력)을 골반과 다리 부위에다 축적시키는 과정에서 숨을 복부 아래로 끌어들이는 흡인력으로 작용하고 있기 때문이다.

【축적된 강력한 기운을 활용한다】

모처럼 만나 보게 된 난치병 환자들에게 둔부가 자연스럽게 들리도록 무릎과 발목 밑에다 받침대를 설치하고서 수련을 하도록 지도한 결과, 불과 1주일여 만에 무릎과 발목 밑에다 받침대를 설치하지 않고서도 온전한 복식호흡을 생활화할 수 있게 된 것을 확인할 수 있게 되었다. 그

사유를 규명하기 위해서 집중적인 검토와 연구를 거듭한 결과 골반과 다리 부위에는 무게 중심의 이동에 따라 몸 안의 기운(압력)이 이미 강력하게 축적되어 있기 때문이라는 것을 알게 되었다.

일상생활에서 사람들이 의자 또는 바닥에 앉아서 일을 하거나 생활하게 되면 사람의 무게 중심은 골반으로 이동하게 된다. 또한 서서 일하거나 걷게 되면 사람의 무게 중심은 다리 부위로 이동하게 된다.

무게 중심의 이동에 따라 골반과 다리 부위에는 몸 안의 기운(압력)이 그대로 축적된다. 무게 중심의 이동에 따라 골반과 다리 부위에 축적된 강력한 몸 안의 기운(압력)을 제대로 활용할 수 있기 위해서는 숨을 복부 아래로 끌어들이는 역할을 하는 횡격막이 제 기능을 수행할 때에만 비로소 가능하게 된다.

근육과 인대로 된 횡격막이 굳어지고 단단하게 되어 있는 상태에서 코로 숨을 들이켜게 되면 가슴이 팽창하고 어깨가 올라가는 흉식호흡을 할 수밖에 없게 된다. 둔부가 들린 채로 누워 있게 되면 지속적으로 척추선을 타고 내려가는 몸 안의 기운(압력)을 다리와 골반 부위에다 축적시키는 과정에서 근육과 인대로 된 횡격막에 대한 수축과 이완 작용을 거듭하게 되어 횡경막이 본래의 기능을 되찾게 된다.

이로 인해 코로 숨을 들이켤 때에는 밑으로 내려간 지붕 모양의 횡격막이 수축되면서 척추선을 타고 내려가는 기운(압력)과 함께 숨을 복부 아래로 끌어내리게 된다.

척추선을 타고 지속적으로 내려가는 몸 안의 기운(압력)은 무게중심의 이동에 따라 골반과 다리 부위에 축적된 강력한 기운(압력)과 통합하게 되어 더욱 강력해진 기운(압력)으로, 확장된 기도(氣道)를 통해 숨을 끌어들이게 되어 들이켜는 숨이 길어지면서 토하는 숨 역시 길어지는 복식호흡을 조기에 자연스럽게 정착시키게 된다.

골반과 다리 부위에 축적된 더욱 강력해진 기운(압력)은 확장된 기도(氣道)를 통해 숨을 끌어들이게 되어 수면 중에 혀가 목뒤로 처져 기도(氣道)를 막아서 생기는 수면 중 무호흡, 코골이를 근원적으로 해소하게 된다.

난치병 환자들 중 몇몇은 수면 무호흡과 심한 코골이로 깊은 잠을 제대로 이루지 못하고 있었는데 둔부가 자연스럽게 들리도록 고안된 복식호흡기를 잠을 자면서도 사용하게 되자 그러한 복식호흡기를 사용하지 않고서도 불과 1주일여 만에 그들이 수면 무호흡과 심한 코골이를 그만 두게 되고 잠을 제대로 자게 된 것은, 골반과 다리 부위에 축적된 더욱 강력해진 기운(압력)은 근육과 인대로 된 기도(氣道)와 횡격막을 늘어뜨리고 확장된 기도를 통해서 숨을 끌어들였기 때문이라는 것을 알게 되었다.

난치병 환자들이 수련을 시작한 지 일주일도 되지 않아 차가웠던 손발과 함께 몸 안에서 온기를 느끼게 되고 누구나 없이 기력을 되찾게 된 것은 골반과 다리 부위에 축적된 더욱 강력해진 기운(압력)은 코로 숨을 들이켤 때에는 몸 안의 기운(압력)을 골반 부위에다 결집시키게 되고 입으로 길게 숨을 토하게 되면 골반 부위에 모였던 몸 안의 기운(압력)이 제자리로 되돌아가는 과정에서 막힌 혈관을 소통시켜, 생활 자체가 혈관소통으로 이어졌기 때문이라는 것을 알게 되었다.

그리고 숨을 들이켤 때에는 복부가 부풀어 오르고 숨을 내쉬게 되면 부풀었던 복부가 다시 제자리로 되돌아가는 온전한 복식호흡을 하게 되는 것은 굳어지고 단단하게 된 횡격막이 본래의 기능을 되찾게 되었기 때문이라는 것을 알게 되었다.

이로 인해 수련을 시작한 지 얼마 되지 않아 평소에 더부룩하고 갑갑하였던 가슴속이 한결 시원해졌다면서 매우 신기해 마지않은 담적중의 환자들에게는 척추선을 타고 지속적으로 내려가는 강력한 기운(압력)이 코로 들이켠 숨을 복부 아래로 끌어들인 결과 때문이라는 것을 설명하였다.

우여곡절 끝에 고안하게 된 복식호흡의 수련법은 활발해진 혈액순환으로 면역력의 핵심이 되는 백혈구가 100%의 전투력을 갖게 되어 현대의학은 물론 대체의학으로도 해소할 수 없는 암과 만성 질환 그리고 바이러스 감염 질환을 환자의 자구노력으로 이를 극복할 수 있게 된다는 점에서 그 중요성을 갖게 된다고 생각한다.

그리고 복식호흡을 수련하게 되면 지속적으로 그리고 보다 많이 들이켠 대기 중의 산소는 산소포화도를 항상 95%를 유지하게 되어 바이러스에 대한 면역력을 갖게 된다.

보다 중요한 것은 복식호흡의 생활화는 무게 중심의 이동에 따라 골반과 다리 부위에 축적된 강력한 기운(압력)을 활용하게 되면 불과 1주일여 만에 복식호흡의 생활화가 가능하게 된다는 사실이다. 그리고 복식호흡기는 굳어지고 단단하게 된 횡격막의 기능을 되찾게 함으로써 복식호흡의 생활화가 가능하도록 한다는 데 의의가 있다고 생각한다.

또한 횡격막의 기능을 되살려 놓게 되면 그러한 복식호흡기가 없더라도 복식호흡의 생활화가 가능하다는 데 보다 중요성이 있다고 생각한다.

제6장

암과 바이러스는 왜 난치병인가?

【항암제 치료의 문제점】

『약을 끊어야 병이 낫는다』라는 책을 쓴 니가타 대학의 아보교수는 "항암제를 쓰면 면역력을 철저하게 없애 버리기 때문에 암은 오히려 기뻐한다"라고 하면서 이런 행위에 치료라는 이름을 붙일 수 없다고 강조히고 있다. 그리고 일본에서 암으로부터 살아남은 사람은 "의사가 치료를 포기한 환자이거나 환자 스스로 병원치료를 포기한 사람"이라는 역설적인 내용도 소개하고 있다.

2006년 일본에서 발간된『항암제로 살해당하다』라는 책에는 매우 충격적인 내용을 담고 있다. 매년 일본에서는 31만 명의 암 환자가 목숨을 잃고 있다. 많은 의사들은 그중 25만 명 가까이가 실은 암이 아니고 항암제의 맹독성이나 방사선치료의 유해성 수술로 인한 후유증으로 살해된다는 증언을 하고 있다.

책에서 언급한 이러한 매우 충격적인 내용의 여파로 일본에서는 "자연의학의 기운이 성숙되고 있다"고 한다. 그리고 자연의학으로는 음식요법과 기공(氣功), 호흡법을 유력한 치료수단으로 거시하고 있다.

【암의 병인학(病因學)】

1988년 미국 국립 암 연구소가 「암의 병인학(病因學)」이라는 수천 페이지에 달하는 보고서에서 "항암제는 무력할 뿐만 아니라 강한 발암성으로 다른 장기 등에 새로운 암을 발생시키는 증암제일 뿐이다"라는 매우 충격적인 내용을 소개하고 있다.

"인류가 암과의 전쟁을 선포한 지 40여 년이 흘렀지만 여전히 이 전쟁에서 암세포가 승리하고 있다" 2008년 9월 6일자 미 시사주간지『뉴스위크』의 기사 내용이다.

"1971년 리차드 닉슨 미국 대통령이 국가 암 퇴치법에 서명한 이후 지금까지 2000억 달러에 달하는 막대한 자금이 투입되고 수많은 연구가 진행되었지만, 2008년 올해 미국에서만 56만 5600여 명이 암으로 사망할 것으로 예상된다"라면서 그 내용들을 상세히 보도하고 있다.

이는 1971년도 미국의 암 환자 사망자 수보다 23만 명이 더 늘어난 수치다. 그 동안의 의학의 발전에도 불구하고 암의 정복은 여전히 영원한 목표로 남겨진 셈이다. 그 동안 소아 백혈병과 유방암 등 일부 암 치료에는 많은 진전이 있었지만 아직 뚜렷한 성과를 보이지 못하고 있다는 것이다.

미국 국립 암 재단은 "100여 종의 암 세포에 대한 연구결과, 암은 1971년 당시 생각했던 것보다 훨씬 복잡한 것으로 드러났다"라고 평가했다. 일부 암전문가들은 "암 세포 하나가 100명의 명석한 과학자들보다 더 똑똑하다"라는 자조 섞인 푸념을 한다.

암 치료가 어려운 이유는 암세포가 한 부위에 머물지 않고 다른 부위로 쉽게 전이되고 쉽게 재발하는 성질을 갖고 있기 때문이다. 그리고 암 연구는 다른 질병에 비해 동물실험 결과가 바로 사람에게 적용되지 않는 치명적인 결함을 가지고 있다고 한다. 뉴스위크는 "그 동안의 전투에서 드러난 사실은 몸속에서 암 세포가 10개가 발견되었다면 이들은 대개 8개의 다른 종류의 암 세포로 구성되었다"는 것이 확인되었고. "그 만큼 다양한 변수를 고려한 연구가 필요하다"라고 보도했다.

【바이러스는 왜 난치병인가?】

바이러스는 유전 물질을 담은 핵산과 이를 둘러싼 단백질의 단순구조로 되어 있어 숙주가 되는 다른 세포에 기식해서만 생존이 가능한 단세포 미생물이다. 병을 일으키는 일반 세균은 외부에서 증식에 필요한 자재를 조달함으로 외부에서 항생 물질을 투입하게 되면, 세포막 형성을 못하게 되거나 세포막 기능이 저하되어 백혈구에 잡아먹히거나 단백질 형성이 저해되어 자멸하게 된다.

그러나 바이러스는 세포 안에 침투해 들어가서 숙주 세포의 기능을 완벽하게 이용할 수 있으므로 바이러스를 죽이기 위해서 항(抗)바이러스 약을 투입하여도 정상세포가 손상을 입게 되어 약물의 농도를 올릴 수가 없다고 한다.

　지금 세계를 공포로 몰아넣고 있는 코로나 바이러스는 변이(變異)를 잘하는 RNA 바이러스다. 원형(原形)의 항체(抗體)가 없어 사실상 항체(抗體) 백신을 만들기가 어렵고 설령 만들어 놓는다고 할지라도 그들의 유전자를 변형시켜 새로운 모습으로 나타나게 된다.

제7장
대식세포가
암세포와 바이러스를 잡아먹는다

복식호흡수련으로 혈액 순환이 제대로 이루어지면 어떻게 하여 난치병인 암과 바이러스 질환을 극복할 수 있는가에 대하여 명확한 해답을 내놓은 사람은 2018년 노벨 생리의학상 수상자인 혼조 다스쿠 교토대 교수 그리고 미국 텍사스대의 MD 앤더슨 암 센터의 제임스 엘리슨 교수이다. 면역세포인 대식세포의 기능과 역할을 규명함으로써 꿈의 항암제로 알려진 제3세대 항암제를 개발할 수 있는 길을 열어 놓았던 것이 수상의 이유가 된다. 오랫동안 암 치료는 수술요법, 방사선요법, 화학제로 된 항암요법이 20여 년 계속되어 왔다. 화학요법으로 이루어지는 1세대 항암제는 정상세포까지 죽이는 부작용을 낳았고 2세대의 표적 항암제는 장기 투여 시 암세포의 내성을 키우는 부작용을 낳게 되었다.

그러나 제3세대 항암제로 불리는 면역항암제는 인체에서 대식세포를 추출하여 이를 활성화시킨 뒤에 다시 몸 안으로 투입하여 암세포를 잡아먹도록 하는 방법을 취하고 있어 기존의 항암제에 비하여 암 환자의 생존율이 더 길게 되었다고 한다. 이로 인해 면역 항암제는 암 치료의 패러다임을 변화시켰다는 평가를 받고 있다.

그러나 꿈의 항암제로 알려진 면역 항암제를 투여한 결과 일부(13.8%)에 해당하는 암 환자의 경우, 오히려 6주 후에는 암의 크기가 50% 이상 커지는 부작용이 있었다는 사실을 암 연구의 세계적인 권위지로 알려진 『지마온 콜로지』에 게재된 논문을 비롯하여 국내외의 암 연구기관에서 잇따라 밝히고 있다. (2018년 9월 18일『조선일보』메디칼 리포터)

인체에서 대식세포를 추출하여 이를 활성화시킨 뒤에 다시 몸 안으로 투입하여 암세포를 잡아먹도록 하는 그리고 인위적인 방법을 취하고 있는 면역항암제요법만으로는 대식세포가 산소와 당분을 충분히 공급받을 수 없어 제대로 된 전투력을 발휘할 수 없게 되자 오히려 암세포에게 잡아먹혀 암세포를 증식시키는 결과로 나타났던 것이다.

요약하자면 복식호흡 수련만으로도 말기 간암과 후술하는 말기 난소암을 불과 3개월여 만에 치유의 길로 이끌 수 있었던 것은 복식호흡 수련의 생활화로 생활 자체가 혈관소통으로 이어지면서 활발해진 혈액순환으로 대식세포가 100%의 전투력을 발휘할 수 있었기 때문이라고 생각된다.

【새로운 항암제 개발】

2018년 11월 13일『조선일보』에는 "LG화학. 미국 바이오 기업과 면역

항암제 개발 착수"라는 기사가 게재되었다. 기사의 요지는 다음과 같다.

　LG화학이 미국 바이오 기업과 손잡고 차세대 항암제로 주목받고 있는 면역 항암제 개발에 뛰어들었다. LG화학은 11월 12일 "미국 큐 바이오 파마의 면역 항암제 신약 후보 물질 3개를 사들여 공동 개발하기로 하는 조건으로 LG화학은 계약금과 개발단계에 따른 기술료 등 최대 약 4억 달러를 지급할 예정이다.

　큐 바이오 파마는 몸에 있는 상태로 면역세포(대식세포)를 활성화할 수 있는 기술을 개발하였다. 면역세포(대식세포)를 추출하지 않아도 되기 때문에 환자 몸에 무리가 적고 치료비용도 낮출 수 있다고 한다.

　2019년 6월, 꿈의 항암제로 알려진 면역항암제 치료법에 대한 첫 장기 성적표가 미국임상종양학회(ASCO)에서 발표된 바 있다. 전체 폐암의 80%를 차지하는 비소세포 폐암 환자의 경우 면역항암제를 투입하였을 때 다른 항암제 치료 경험이 없는 환자의 5년 생존율은 23.2% 그리고 다른 항암제 치료 경험이 있는 환자의 5년 생존율은 15.5%였다는 것을 발표하였다. 다시 말해서 인위적으로 이루어지는 면역세포(대식세포)의 강화는 기존의 5년 생존율을 상대적으로 증가시켰을 뿐 질병의 근원을 해소하는 데에는 별다른 기여를 못하고 있는 셈이다.

【복식호흡으로 모든 면역세포가 활성화된다】

　몸에 있는 상태로 면역세포(대식세포)를 활성화시킬 수 있는 최적의 그리고 최상의 방법은 복식호흡을 수련하는 것이라고 생각한다. 복식호흡수련의 생활화는 생활 자체가 혈관소통으로 이어져 활발해진 혈액 순환으로 대식세포의 활성화는 물론 면역세포에 속하는 호중구, 호염구, 킬러세포, 단핵구, 마이크로 파지 등 모든 면역세포를 활성화시켜 온전한 면역체계를 구축함으로써 어떠한 암이나 바이러스 질환이라고 할지라도 이를 극복할 수 있는 길을 열어 놓게 된다.

백혈구에 속하는 마이크로 파지는 사이토킨을 방출하여 암세포와 바이러스에 감염된 세포를 집중적으로 공격하고 체내에 침투한 먼지, 바이러스, 세균, 노화된 세포. 혈관 벽의 콜로스테롤 등 무엇이든 먹어 치우는 청소기 역할을 한다.

복식호흡의 수련은 친환경적인 방법으로 그리고 별다른 경제적 부담이 없이 모든 면역세포의 활성화로 암과 바이러스 질환과 같은 난치병의 근원을 소멸시켜 환자로 하여금 재발의 위험이 없는 치유의 길로 이끌게 된다고 생각한다.

【투과전자현미경】

혈액 중에 있는 단핵구는 바이러스나 세균 등의 항원(抗元)이 몸 안으로 침입하게 되면 호중구와 함께 혈관 밖으로 나가 대식세포로 분화되면서 바이러스 세균, 곰팡이, 감염 세포, 암세포와 노화된 세포, 죽은 세포 등 비교적 입자가 큰 것을 먹어 치우기 때문에 대식세포로 이름 하게 되었다.

이들 대식세포의 표면은 사마귀의 갈퀴나 바늘 같은 모양의 돌기 물질로 덮여 있고 혈관의 내면을 애벌레처럼 움직이면서 혈관 속의 이물질(세균과 바이러스, 암세포, 노화된 세포 등)을 돌기 물질로 붙잡아서 잡아먹는다.

투과전자현미경으로 9300배로 확대하여 대식세포의 활동을 촬영한 영상자료에는 면역세포(대식세포)가 펼치는 놀라운 역할과 기능이 아주 선명하게 나타나고 있다. 대식세포는 몸속의 이물질(세균과 바이러스, 암세포, 노화된 세포 등)을 돌기 물질들로 붙잡아서 자신의 세포질 속 리소좀에 저장하고 있는 강력한 분해효소와 산화효소를 이용하여 이들 이물질들을 산화, 분해해 버린다.

대식세포는 핵, 리소좀, 세포질, 미트콘트리아, 소포체 등으로 이루어져 있다. 대식세포 중의 특별연소기관인 미트콘트리아는 모세혈관을 통해서 공급받은 당분을 역시 모세혈관을 통해서 공급받은 산소를 가지고 이를 산화, 연소시켜 대식세포의 활동에 필요한 생체에너지를 얻게 된다.

그리고 대식세포를 비롯한 인체의 모든 세포는 특별연소기관인 미트콘드리아라고 일컬어지는 내연기관(內燃機關)을 가지고 있다. 대식세포를 비롯한 모든 세포들은 조밀한 모세혈관 망으로 둘러싸여 있어 혈액이 제대로 순환되어야만 내연기관(內燃機關) 가동에 필요한 산소와 당분을 공급받게 되어 비로소 대식세포도 100%의 전투력을 갖추게 된다. 요약하자면 혈액이 제대로 순환되어야만 인체는 코로나 바이러스를 소멸시킬 수 있는 면역력을 갖게 된다는 사실이다.

제8장
새로운 통합의학

1901년 노벨상이 제정된 이래 생리의학 부문에서 노벨상을 수상한 세계 석학들은 질병의 예방이나 치유에 현저한 업적을 남긴 공로로 이를 수상하였다. 세계적인 암 연구학자로 1931년 노벨 생리의학 수상자인 독일의 바르부르크 박사는 「세포호흡에 관한 연구」를 통해서 혈액 중의 산소 부족이 암과 만성 질환의 원인임을 밝힌 바 있다.

그러나 「세포호흡에 관한 연구」에서는 폐용적의 13%만 활용하는 불완전한 호흡, 얕은 호흡을 하였을 때 질환이 생길 수밖에 없는 병리학적 원인을 규명하였을 뿐 폐용적의 활용률을 높일 수 있는 방안에 대하여는 이를 제시하지 못하고 있다.

1996년 생리의학 부문의 노벨 수상자인 오스트레일리아의 피터 도어티와 스위스의 롤프 칭커나겔은 면역력이 제대로 갖추어졌을 때 면역력이 수행하는 역할을 병리학적으로 규명하였을 뿐 이들 역시 면역력을 높일 수 있는 방안에 대하여는 아무런 언급이 없다.

그러나 우여곡절 끝에 이루어진 입으로 길게 숨을 토하는 복식호흡의 고안은 세계적인 석학들의 연구논문이 있었기에 비로소 이를 고안할 수 있는 계기가 되었다. 그리고 절망에 빠진 환자들에게는 새로운 삶을 시작할 수 있는 길을 열어 놓게 되었다고 생각한다. 절망에 빠진 환자들에게는 세계 석학들의 연구논문 내역들을 설명하는 것만으로도 입으로 길게 숨을 토하는 복식호흡수련에다 전심, 전력을 기울이는 계기가 되었기 때문이다.

【말기 간암의 치유과정】

간암의 종양이 2㎝ 크기가 2개 이상 있고 혈관에 침윤이 진행된 경우에는 3기에서 4기로 판단된다고 한다. 그리고 작은 암 세포군이 자라고 있고 혈관에 침윤이 진행되는 과정이므로 5년 생존율은 10% 정도에 지니지 않는다고 한다.

간암 환자에 대하여 현재 최첨단 치료기법으로 동원하고 있는 색전술의 시행 여부는 앞의 환자의 경우 앞으로 1~2차례 정도가 더 가능할 것이라는 것이 간암 전문의의 의견이다.

그러나 비록 최신요법인 간암에다 항암제를 투입하는 색전술(塞栓術)이 이루어진다고 할지라도, 간세포의 파괴를 가져오고 추후에는 간 부전증(不全症), 황달(黃疸), 복수(腹水) 등이 수반될 수 있으므로 근본적인 치료법, 다시 말해서 암세포의 증식 억제, 간세포의 재생, 복구와 보호, 제독요법(除毒療法) 등이 보완대체요법의 하나로 자연치료요법을 병행하지 않는다면, 환자의 치유는 더욱 바라보기 어렵다는 것이 간암 전문의의 의견이다.

더구나 10여 년 계속된 당뇨 질환으로 매일 같이 인슐린 주사를 맞고 있는 환자가 B형 바이러스 간암 말기로 6개월의 시한부 생명임을 판정 받았다고 한다면 치유의 희망은 더욱 어렵다고 생각한다. 그것은 당뇨 질환의 악화는 혈액중의 고혈당(高血糖)으로 인해 혈관과 신경을 갉아 먹어 신경조직을 파괴하고 혈관을 비롯한 세포조직을 죽게 만들고 있기 때문이다.

2001년 9월, 형님의 나이 67세가 되던 해에 10여 년 넘게 당뇨병 질환으로 매일 인슐린 주사를 맞고 있는 상태에서 대학병원에서 실시한 암 조직검사 및 CT촬영에서는 가로, 세로 9.5㎝와 10㎝ 크기의 말기 간암으로 확진되었고 부산에 있는 대학병원의 담당의사로부터는 6개월의 시한부 생명임을 선고받았다.

형님이 마지막 투병 수단으로 택한 것이 호흡역학을 이용한 복식호흡의 수련이었다. 복식호흡 수련을 생활화한 지 만 3개월 되는 날 3차 색전술을 받기 위해 병원에서 실시한 정밀검사에서 간암은 궤멸된 것으로 확인되었다. 부산 소재 고려신학대학 의과대학 부속병원에서는 암 환자 치료의 모범 사례로 선정되었고 부산, 경남지방에서 방영되는 SBS, KNN TV에서는 2008년 4월 12일, 그 치유 사례가 소개되기도 하였다.

요약하자면 '호흡역학을 이용한 복식호흡'의 고안은 세계 석학들의 연구논문이 있었기에 비로소 가능하게 되었다. 그리고 시한부 생명으로까지 몰랐던 형님이 모든 노력과 정성을 복식호흡 수련에다 기울이게 된 것 역시 세계 석학들의 연구논문이 있었기에 비로소 가능하게 되었다고 생각한다.

복식호흡기를 환자가 사용하게 되면 호흡역학을 이용한 복식호흡을 하지 않더라도 환자는 복식호흡을 익힐 수 있어 선택의 폭이 넓어지게 되었다고 생각한다. 중요한 것은 복식호흡의 생활화는 무게 중심의 이동에 따라 골반과 다리 부위에 축적된 강력한 몸 안의 기운(압력)을 활용하게 되면 불과 1주일여 만에 복식호흡의 생활화가 가능하게 된다는 사실이다.

둔부가 자연스럽게 들리도록 고안된 복식호흡기는 숨을 복부 아래로 끌어들이는 횡격막의 기능을 되찾게 하는 방법을 택하고 있다는 점에서 중요성과 그 의의를 갖게 된다고 생각한다.

【통합의학】

워싱턴 D. C.에 있는 조지워싱턴 대학병원의 독립된 건물에는 침술, 기공, 요가, 지압, 약초요법 마사지요법 등 10여 개 대체의학요법을 시행하는 '통합의학센터(Center for Intergrative Medicine)'를 운영하고 있고 U. C. 샌디에고 병원과 U. C. 어바인병원, 아리조나주립대 병원도 유사한 통합의학 센터를 운영하고 있다.

통합의학센터에서는 각 대체의학요법들이 가진 장점만을 취합해서 통합적인 방법으로 질병의 치료에 임하고 있음에도 불구하고 암이나 만성적인 질환 그리고 바이러스 감염 질환을 제대로 다스리지 못하고 있는 이유는 현대의학과 대체의학에서는 물론 통합의학센터에서도 폐용적의 13%만 활용하는 얕은 호흡, 불완전호흡으로 질병이 생길 수밖에 없는 병리학적 현상 속에서 질병의 예방이나 치유의 방법을 찾고 있기 때문이라고 생각한다.

폐용적의 20% 내지 30%를 활용하는 복식호흡의 생활화는, 병리학적 요인으로 생길 수 있는 질병이 생기지 않도록 하는 사전 예방적 수단이 되고 설령 그러한 난치병이 병리학적 요인으로 생겼다고 할지라도 자구 노력으로 극복할 수 있는 길을 열어 놓게 된다

2008년도 생리의학 부문의 노벨 의학상은 독일의 하랄트 추어하우젠과 프랑스의 프랑수아즈 베래시누시, 세계 에이즈 연구예방재단의 뤽 몽타니에가 수상하였다.

추어하우젠 박사는 자궁경부암을 유발하는 인체 유두종 바이러스를 그리고 뒤의 두 사람은 에이즈를 일으키는 인간면역결핍 바이러스를 각각 규명함으로써 특효약 개발의 길을 개척한 공로로 노벨상을 수상하였다.

당시 정체불명의 존재였던 에이즈의 실체가 두 사람의 연구에 의해 베일을 벗게 되었고 항 바이러스제 개발의 길을 열어 놓았다는 것이 수상의 이유다. 연구결과 자궁경부암을 일으키는 바이러스의 경우 지금까지 100여 종의 변종이 발견되었다고 한다.

2008년도의 노벨 생리의학상이 현재로서는 별다른 대응책이 될 수 없는 항 바이러스제를 만들 수 있는 길을 개척하였다고 하여 수여되었다.

그렇다고 한다면 이들을 근원적으로 퇴치할 수 있는 길을, 만일 새로운 복식호흡의 고안이나 새로운 혈관소통법이 그 방도를 제시하게 된다면 이들은 노벨상 수상 여부에 관계없이 새로운 통합의학의 길을 열어 놓게 된다고 생각한다.

제9장
MBN 방송국의 천기누설(天機漏泄)

　형님의 경우 말기 간암이 궤멸된 이후에도 당뇨 질환은 그대로 지속되어 혈당 관리를 위해 매일 스스로 인슐린 주사를 놓고 있었다. 2012년 9월 『호흡수련과 氣의 세계 제4권』이 출간된 지 1개월여 만에 MBN 방송국의 「천기누설(天機漏泄)」 제작 팀이 복식호흡의 효능을 점검하고 확인하기 위해 부산에 있는 형님 집을 방문하였다.

　말기 간암이 불과 3개월여 만에 궤멸(潰滅)되고 난 이후 2012년에 이르기까지 3개월마다 실시하고 있는 25여 개 항목에 걸친 종합검진에서는 그 결과가 모두 기준치에 적합하다는 판정을 받았다. 이들 검진자료들을 하나하나 검토하고 확인하고 난 이후 방송 팀이 시도한 것은 복식호흡법의 효능의 객관적 검증이었다.

　형님은 고질적인 당뇨병을 다스리기 위해서 매일 인슐린 주사를 스스로 놓고 있었고 그날의 방송 촬영 도중에도 양해를 얻어서 스스로 인슐린 주사를 놓게 되자 방송 팀으로부터 한 가지 요구가 제기되었다.

지금 혈당 수치는 180을 가리킨다. 형님이 복식호흡법을 약 30여 분간 실시한 후에, 당뇨 수치를 재측정하여 복식호흡법의 효과를 객관적으로 검증해 보자는 요구를 방송 팀이 제기하게 되자 형님이 이를 이의 없이 받아들였다. 30분 후의 재차의 측정에서는 당뇨 수치가 40이나 떨어져 혈당측정계가 140을 가리키게 되자, 단시간 내에 일어나는 이러한 당뇨 수치의 급격한 저하는 복식호흡을 하였기 때문이라는 것을 MBN 방송국의 「천기누설(天機漏泄)」 제작 팀이 확인하기에 이르렀다

　MBN 방송국의 「천기누설(天機漏泄)」 제작 팀은 부산 방문에 이어 서울에 거주하고 있는 최정엽 씨를 방문 집중 취재를 하였다. 취재 결과 매 3개월마다 실시한 종합검진결과에서 간 경변으로부터 치유가 된 사실을 확인하게 되자 방송국의 「천기누설(天機漏泄)」로 이를 방영한 바 있었다. 그러나 그 방송에서는 치유사실만 보도하였을 뿐 복식호흡의 효능이나 수련법에 대하여는 별다른 언급이 없이 끝나고 말았다.

제10장
호흡법에 변혁(變革)의 바람이 불고 있다

2003년도에 출간된 『호흡수련과 氣의 세계 제3권』에 수록되어 있는 '간암 극복기'를 읽고 찾아 온 B형 간경변 환자(최정엽)는 마지막 남아 있던 간 이식 기회마저 놓쳐 버린 절망적인 상태에 있었다. 그가 만약 복식호흡으로 난치병을 치유하게 되면 그 치유과정을 대학병원의 정밀검사에 의거 치병일지를 작성할 것을 부탁하였다.

환자가 6개월여 만에 난치병으로부터 벗어나게 되자 대학병원의 정밀검사진단서에 의거 세밀하게 작성된 그의 치병일지는 『호흡수련과 氣의 세계 제4권』에다 수록하였고 그가 인터넷에다 복식호흡을 적극적으로 확산, 보급하기 위해 '간을 다스리는 호흡법'을 연재하기 시작한 것은 2009년 4월 12일부터였다. 이를 계기로 쉽게 배우고 익힐 수 있는 다양한 형태와 방식의 호흡법이 홍보매체를 통하여 소개되기에 이르렀다.

2011년에 방영된 KBS 방송국의 「생로병사」에서는 '혈압은 호흡법으로 다스린다'라는 주제로 고혈압 환자를 대상으로 하여 5초간 코를 통해 숨을 들이켜고 또한 5초간 코를 통해서 숨을 토해 내는 호흡법을 20여 일에 걸쳐 지도한 결과, 혈압 수치가 160~180에 이른 환자들 중에 평균 30 내지 40이 내려가는 호전현상을 보이었고 또한 비만자를 대상으로 한 실험에서도 약 5㎏의 체중 감량을 보인 환자들의 사례들을 소개하고 있다.

2012년 7월 15일, 인터넷에 개설된 '인터넷 호흡교실'에서는 지하철에서는 물론이고 산행 중에도 할 수 있는 보행 중의 호흡법을 소개하고 있다. 2012년 8월 24일 인터넷의 Naver에서는 뉴 스타트(NEW START) 운동의 창시자 이상구 박사가 보행 중에는 물론이고 뛰어가면서도 할 수 있는 호흡법으로 2번 또는 3번 입으로 숨을 토해 내고 역시 2번 또는 3번 코로 연속해서 숨을 흡입하는 호흡법을 소개하고 있다.

전국의 방방곡곡마다 단전호흡 수련원을 개설, 운영하고 있는 단(丹)월드 설립자 이승헌 대선사(李承憲 大禪師)는 '최보식과의 만난 사람'의 인터뷰 기사에서 "그동안 심혈을 기울여 300여 개의 수련 프로그램을 만들었고 앞으로는 보다 많은 사람들이 1분여 만에 쉽게 따라 할 수 있는 수련프로그램을 만들겠다"라고 언급한 바가 있다. (2012년 3월 12일 『조선일보』)

이 말을 되짚어 보면 그동안 심혈을 기울여 300여 개의 수련 프로그램을 만들었지만 질병의 예방이나 치유에는 별다른 기여를 하지 못하였는 것으로 이해된다. 입으로 길게 숨을 토하는 복식호흡은 말하자면 단학선원에서 앞으로 개발하고자 하는 氣 수련법 또는 단전호흡법의 최적화 모델의 하나가 되리라고 생각된다.

호흡법에 변화의 바람을 지핀 복식호흡은 호흡역학을 이용한 호흡법이다. 입으로 길게 숨을 토하게 되면 몸 안의 압력이 현저히 낮아지고 그 낮아진 압력을 충당하기 위해 코로 숨을 들이켜는 복식호흡이 저절로 이루어진다. 따라서 호흡역학을 이용한 호흡법에서는 매 호흡마다 먼저 입으로 길게 숨을 토하는 의식적인 노력이 있어야만 비로소 가능하게 된다. 고질적인 난치병으로 정신이 없고 마음이 흐트러진 환자들은 물론이고 바쁜 업무에 메어 있는 현대인들이 질환의 예방이나 치유의 수단으로 만사를 제쳐 두고 입으로 길게 숨을 토하는 복식호흡법에다 전념을 한다는 것은 매우 어려울 수밖에 없게 된다.

둔부가 자연스럽게 들리도록 고안된 복식호흡기 위에 둔부가 들린 채로 누워 있게 되면 30여 개의 척추마디뼈를 감싸고 있는 근육과 인대가 밑으로 당겨지면서 생긴 견인력은 근육과 인대로 된 기도(氣道)와 횡격막을 늘어뜨리고 확장된 기도(氣道)를 통해서 숨을 끌어들이게 되어 들이켜는 숨이 길어지면서 입으로 토하는 숨 역시 길어지는 복식호흡이 자연스럽게 이루어지게 된다.

복식호흡의 생활화는 무게 중심의 이동에 따라 골반과 다리 부위에 축적된 강력한 몸 안의 기운(압력)을 활용하게 되면 불과 1주일여 만에 복식호흡의 생활화가 가능하게 된다. 둔부가 들리도록 고안된 복식호흡기는 굳어지고 단단하게 된 횡격막의 기능을 되살려 놓는 방법으로 복식호흡의 생활화가 가능하도록 한다는 점에서 그 의의가 있다고 생각한다.

복식호흡법의 생활화는 생활 자체가 혈관소통으로 이어져 활발해진 혈액순환으로 인체에 내재된 면역력과 자연치유력을 되살려 놓게 된다. 이로 인해 암과 난치병인 바이러스 질환이라고 할지라도 환자의 자구노력으로 이를 극복할 수 있는 길을 열어 놓게 된다. 복식호흡법의 생활화는 지속적으로 그리고 보다 많은 산소의 흡입으로 이어져 산소포화도가 항상 95%를 유지하게 되어 바이러스 질환에 대한 면역력을 갖게 된다.

호흡법에 변혁의 바람이 불기 시작하였다는 것은 氣에 대한 패러다임의 변화를 의미한다. 패러다임이란 한 시대의 과학자, 사회 전체가 공유하는 이론, 법칙, 지식, 가치 심지어는 믿음이나 습관과 같은 것을 통틀어서 일컫는 개념이다. 따라서 氣에 대한 패러다임의 변화는 수천 년 동안 태산과 같이 자리 잡고 있는 선도수련체계를 그 밑바닥부터 허물어 새로운 선도수련체계를 다시 구축하는 계기가 되리라고 생각한다.

호흡역학을 이용한 복식호흡법은『호흡수련과 氣의 세계 제4권』이 발간된 당시에는 복식호흡에 대한 개념이 정립되지 않아 이를 '입으로 길게 독성을 토하는 호흡법' 또는 '독성배출호흡법'이라고 칭하였다.

제11장

통합적인 방법으로 바이러스를 소멸시킨다

코로나 바이러스를 소멸시킬 수 있는 방법으로는 다음의 두 가지가 있다. 첫째는 복식호흡을 이용하는 방법, 두 번째는 혈관소통법을 이용하는 방법이 있다. 복식호흡을 이용하는 방법으로는 호흡역학을 이용한 복식호흡수련, 복식호흡기를 이용한 복식호흡수련, 나무를 이용한 복식호흡수련법이 있다. 혈관소통법을 이용하는 방법으로는 사지견인운동을 이용한 혈관소통법, 보행 중의 혈관소통법이 있다.

【복식호흡의 보급, 확산】

격리된 시설에서 산소요법으로 집중적인 치료를 받고 있는 사람들에게 복식호흡을 수련할 것을 권하기 위해서는 왜 그러한 복식호흡이 필요한지 그리고 평상시에 익숙하던 호흡법을 버리고 그러한 복식호흡을 수련하게 되면 어떠한 효능을 기대할 수 있는지를 충분히 인식시킬 필요가 있다.

따라서 수련자에게는 이러한 의문과 물음에 답할 수 있는 관련 자료가 먼저 제공되지 않으면 안 된다.『호흡수련과 氣의 세계 제5권』에는 '말기 간암 극복기'와 '말기 난소암 극복기', '복식호흡이 면역세포에게 미치는 영향'을 수록하고 있다. 이들 난치병 극복기에는 복식호흡법의 놀라운 효능을 그대로 보여 주고 있다.

【혈관소통법의 보급, 확산】

격리된 시설에서 산소요법으로 집중적인 치료를 받고 있는 사람들에게 혈관소통법을 권장하기 위해서도 관련 자료를 제공하는 것이 필요하다고 생각한다.

제5권에 수록된 '담적증 환자 치병일지', '반신불수의 뇌졸중 환자 치병일지' 그리고 '중증의 유방암 환자 치병일지'에는 환자들이 복식호흡을 수련하면서도 별도의 혈관 소통법을 병행해서 수련함으로써 난치병을 비교적 짧은 시일에 치유의 길로 이끌게 된 사례를 수록하고 있다.

혈액은 영양분과 산소가 들어 있는 적혈구, 면역세포인 백혈구, 지혈 작용을 하는 혈소판으로 이루어져 있다. 따라서 막힌 혈관을 소통시켜 혈액을 제대로 순환시킬 수 있게 되면 산소포화도가 95% 이상을 항상 유지하게 되어 바이러스에 대한 면역력을 갖게 된다. 동시에 혈액을 제대로 순환시킬 수 있게 되면 인체는 자구노력으로 어떠한 난치병이라고 할지라도 이를 극복할 수 있는 면역력을 또한 갖게 된다.

• (1) 호흡역학을 이용한 복식호흡수련법

인체는 일정한 부피와 용적을 가지고 있는 유기체이고 또한 일정한 압력을 유지하려는 항상성을 가지고 있다. 입으로 길게 숨을 토하게 되면 몸 안의 압력이 현저히 낮아지게 되고 그 낮아진 압력을 충당하기 위해 코로 들이켜는 복식호흡이 자연스럽게 이루어진다. 입으로 길게 숨을 토하게 되면 굳었던 마음과 몸까지도 풀어 주게 되어 생활에서 오는 긴장과 스트레스를 풀어 주게 된다. 따라서 책을 읽거나 TV를 시청하면서도 그리고 길을 걸어가면서도 입으로 길게 숨을 토하는 복식호흡법을 생활화할 수가 있게 된다.

기저 질환이 있는 환자는 면역력 저하로 코로나 바이러스에 감염될 위험이 더 높아지게 되고 코로나 바이러스에 감염될 경우, 치료가 어렵게 된다. 기저 질환으로는 암, 만성 폐 질환, 당뇨병, 심혈관 질환, 간 질환, 신부전증 등이 있다. 기저 질환을 가지고 있는 중중 환자나 위중 환자라고 할지라도 입으로 길게 숨을 토하는 복식호흡법을 수련하는 데에는 별다른 어려움이나 문제가 없다고 생각된다.

보통 사람들이 하고 있는 흉식호흡에서는 폐 용적의 13%만 활용하는 얕은 호흡, 불완전 호흡을 하게 되고 1회 호흡에서 일어나는 폐의 환기량은 500cc에 불과하다. 호흡역학을 이용한 복식호흡을 수련하게 되면 폐 용적의 활용률은 20%대에서 30%대에 이르게 되고 1회 호흡에서 일어나는 폐의 환기량은 1000cc에서 1500cc에 달하게 된다.

대기 중의 산소는 20%를 점하고 있다. 따라서 호흡역학을 이용한 복식호흡을 수련하게 되면 지속적으로 그리고 보다 많이 들이켠 대기 중의 산소는 산소포화도가 95%를 항상 유지하게 된다. 이로 인해 혈액 중의 산소가 바이러스를 소멸시키게 되어 바이러스에 대한 면역력을 갖게 된다.

코로나 바이러스 감염 환자 중의 약 80%는 자신이 감염된 줄도 모르고 지나가게 되거나 또는 가벼운 증상을 보이고 있다고 한다. 이들 가벼운 환자들은 호흡역학을 이용한 복식호흡을 수련하는 것만으로도 산소포화도가 95%를 항상 유지하게 되어 바이러스에 대한 면역력을 갖게 된다.

• (2) 복식호흡기를 이용한 복식호흡수련

중증 환자 그리고 위중 환자가 둔부가 자연스럽게 들리도록 고안된 복식호흡기 위에 둔부가 들린 채로 편안하게 누워서 숨을 들이키게 되면 들이켜는 숨이 몰라보게 길어지면서 토하는 숨 역시 길어지는 복식호흡이 자연스럽게 이루어진다.

둔부가 들린 채로 누워 있게 되면 30여 개의 척추마디뼈를 감싸고 있는 근육과 인대가 밑으로 끌어 당겨짐으로써 생긴 견인력이 근육과 인대로 된 기도(氣道)와 횡격막을 늘어뜨리고 수련자의 의지와 관계없이 확장된 기도(氣道)를 통해 숨을 끌어들이는 힘으로 작용하기 때문이다.

다시 말하면 중증 환자 그리고 위중 환자라고 할지라도 복식호흡기를 사용하는 데에는 별다른 어려움이나 문제가 없다. 복식호흡 수련으로 지속적으로 그리고 보다 많이 들이켠 대기 중의 산소는 좁은 혈관 벽에 죽처럼 들러붙어 암과 기저 질환의 원인이 되고 있는 노폐물 그리고 몸 안에 침투한 바이러스를 산화 연소시키게 되어 난치병의 근원을 소멸시켜 나가게 된다.

이로 인해 비록 기저 질환으로 치료 중인 중증이나 위중 환자라고 할지라도 기저 질환의 악화로 사망에 이르는 일은 없어지게 된다. 또한 복식호흡수련으로 지속적으로 그리고 보다 많이 들이켠 대기 중의 산소는, 산소포화도가 95%를 항상 유지하게 함으로써 바이러스에 대한 면역력을 갖게 된다.

요약하자면 위에 언급한 (1), (2)의 복식호흡수련법을 택한 사람들은 그들이 비록 복식호흡을 생활화할 수 있는 단계에 이르지 않는다고 할지라도 산소포화도가 95%를 항상 유지하게 되어 바이러스에 대한 면역력을 갖게 된다.

【복식호흡기의 제작, 사용】

수련자는 무릎과 발목 밑에다 받침대를 받쳐 줌으로써 둔부가 자연스럽게 들리도록 한 간이식의 복식호흡기를 스스로 만들어서 사용할 수가 있다. 문제는 둔부가 자연스럽게 들리도록 하기 위해서는 무릎과 발목 부위에다 받치는 받침대의 소재의 선택과 받침대의 높이를 어떻게 정하느냐의 문제로 귀착된다. 그리고 사람마다 체격과 체형을 달리하고 있다는 데에 또한 문제가 있다.

우여곡절 끝에 만나보게 된 난치병 환자들에게는 스스로 집에서 일상적으로 사용하고 있는 모포나 이불 등을 몇 겹으로 접어서 이를 자신의 무릎과 발목 부위를 받쳐 주도록 하되 그 높이는 둔부가 자연스럽게 들리도록 하여야 한다는 것을 설명하였다. 사용자의 체형이나 체격에 따라서 자신의 무릎과 발목 부위를 받쳐 주는 받침대의 높이는 각각이므로 우선 시범안으로 제시한 것은 다음과 같다.

① 무릎과 발목을 받쳐 주는 받침대의 높이가 각 3cm가 되면 키 160cm 전후의 남녀에게 대체적으로 적합하다.
② 무릎과 발목을 받쳐 주는 받침대의 높이가 각 4.5cm가 되면 키 170cm 전후의 남녀에게 대체적으로 적합하다.
③ 무릎과 발목을 받쳐 주는 받침대의 높이가 각 6cm가 되면 키 180cm 전후의 남녀에게 대체적으로 적합하다.

사용자는 무엇보다도 자신의 체형이나 체격에 맞는 복식호흡기를 만들어 사용하는 것이 필요하다. 둔부가 자연스럽게 들리도록 만들게 되면 이를 잠을 자면서도 사용할 수 있게 되기 때문이다.

• (3) 나무를 이용한 복식호흡법

큰 나무에 등을 기대고 앉아 두 다리를 어깨 넓이보다 약간 더 넓게 벌리거나 또는 두 발뒤꿈치 사이에 약 20㎝의 거리를 두고 두 다리가 느슨한 형태의 마름모꼴을 취하고서 코로 숨을 들이켜게 되면 들이켜는 숨이 몰라보게 길어지면서 입으로 토하는 숨 역시 길어지는 복식호흡이 저절로 이루어진다.

큰 나무에 등을 기대고 앉아 둔부가 자연스럽게 들려 있게 되면 30여 개의 척추마디뼈를 감싸고 있는 근육과 인대가 밑으로 당겨지면서 생긴 견인력은 수련자의 의지와 관계없이 확장된 기도(氣道)를 통해서 숨을 끌어들이는 흡인력으로 작용하기 때문이다.

큰 나무에 등을 기대고 앉아 위와 같은 수련 자세를 취하는 것만으로도 복식호흡이 가능하게 된다는 의미에서 나무는 '복식호흡기'로서의 역할을 하게 된다.

둔부가 들려져 있게 되면 지속적으로 척추선을 타고 내려가는 몸 안의 기운(압력)의 일부는 항문과 발끝을 통하여 배출되어 나가고 미처 배출되지 못한 기운(압력)은 그대로 골반과 다리 부위에 축적되는 과정에서 척추관과 그 주변의 혈관은 물론 발바닥의 미세혈관까지도 소통시켜 나가게 된다.

큰 나무에 등을 기대고 앉아 위와 같은 수련자세를 취하게 되면 나무는 막힌 혈관을 소통시켜 혈액을 순환시킨다는 의미에서 '전신 혈액 순환기'가 되고 활발해진 혈액순환으로 쌓인 피로를 풀어 주고 기력을 증진, 강화한다는 의미에서 나무는 '기력 충전기'가 된다.

또한 등을 기대고 앉아 있는 나무는 복식호흡으로 지속적으로 그리고 보다 많이 들이켠 대기 중의 산소가 혈관 벽에 들러붙어 암과 만성 질환의 원인이 되고 있는 노폐물과 바이러스를 산화, 연소시켜 난치병의 근원을 소멸시켜 나간다는 의미에서 '암과 바이러스를 소멸시키는 생명의 나무'가 된다.

그리고 등을 기대고 앉아 있는 나무는 복식호흡으로 지속적으로 그리고 보다 많이 들이켠 대기 중의 산소가 혈액 중의 고혈당, 코르스테롤, 바이러스, 세균, 곰팡이 등의 유해물질을 산화, 연소시키게 되고 혈액이 맑아진 것만큼 정신이 맑아지게 한다는 의미에서 등을 기대고 있는 나무는 '혈액을 맑게 하는 혈액정화기'가 된다.

난치병 사례연구에서 거시된 담적증 환자, 반신불수의 뇌졸중 환자, 중증의 유방암 환자들에게는 자신들이 스스로 만든 복식호흡기는 잠을 잘 때에 이를 사용하게 하고 부산 성지곡공원에서 만나 복식호흡을 수련할 때에는 '나무를 이용한 복식호흡법'을 집중적으로 지도하였고 그들 또한 '나무를 이용한 복식호흡법'을 익혀 일상생활에서도 이를 생활화함으로써 비로소 단기간에 치유의 길로 들어서게 되었다고 생각한다.

【자연휴양림의 역할】

전국에는 산림청 관할의 자연휴양림이 30여 개가 운영되고 있고 현재 등록된 산림 치유프로그램만 26개에 달하고 있다. 산림청에 등록된 산림복지 전문가가 1만 8천여 명에 이르고 있고 산림 치유사 양성을 위한 전문교육제도도 또한 갖추어져 있다.

산림청에서 보유하고 있는 자원과 제도를 활용하게 되면 복식호흡 수련지도자를 양성하는 교육기관으로서의 역할을 하게 되리라고 생각한다. 또한 산림청 관할의 30여 개의 자연휴양림의 자원을 제대로 활용하게 되면 오늘 날 극성을 부리고 있는 '코로나19 퇴치를 위한 요양시설'로서의 기능과 역할을 하게 된다고 생각한다.

· **(4) 사지견인운동(四肢牽引運動)을 이용한 혈관소통법**

① 등을 바닥에 대고 편안하게 누워 있는 자세에서 두 발을 어깨보다 약간 넓게 벌린다.

② 두 손바닥 끝을 위로 한 채 그리고 두 발바닥의 발뒤꿈치를 밑으로 향한 채 숨을 들이켜면서 서서히 힘을 주면서 위와 아래로 3회에 걸쳐 뻗는다.

③ 다음 두 손의 손가락 끝을 위로 한 채 그리고 두발의 발가락 끝을 밑으로 향한 채 숨을 들이켜면서 서서히 힘을 주면서 위와 아래로 3회에 걸쳐 뻗는다.

④ 다음은 두 팔을 밑으로 내려놓은 상태에서 손바닥 끝과 두 발바닥

의 뒤꿈치를 밑으로 내민 채 숨을 들이켜면서 서서히 힘을 주면서
아래로 3회에 걸쳐 뻗는다.

⑤ 두 팔을 밑으로 내려놓은 상태에서 손가락 끝과 두 발의 발가락 끝
을 밑으로 내민 채 숨을 들이켜면서 서서히 힘을 주면서 아래로 3
회에 걸쳐 뻗는다.

이로 인해 사지견인운동(四肢牽引運動) 수련을 생활화하게 되면 1회
호흡이 6여 초에 달하게 되고 1회 호흡에서 일어나는 폐의 환기량은 1000
cc에 달하는 복식호흡을 하게 된다. 이로 인해 산소포화도가 95%를 항상
유지하게 되어 바이러스에 대한 면역력을 갖게 된다.

②과 ④의 경우는 몸통 뒷면의 근육과 인대로 이루어져 있는 氣의 관
로가 되는 경락줄기와 그 위에 얹혀 있는 경혈들 그리고 혈관과 임파관
을 보다 확실하게 그리고 보다 효과적으로 소통시킬 수 있게 된다. ③와
⑤의 경우는 몸통 앞면의 근육과 인대로 이루어져 있는 氣의 관로가 되
는 경락줄기와 그 위에 얹혀 있는 경혈들 그리고 혈관과 임파관을 보다
확실하게 그리고 보다 효과적으로 소통시킬 수 있게 된다.

인체는 200여 개의 뼈대로 이루어져 있고 이들 뼈대들은 600여 개의
근육과 인대로 빈틈없이 감싸져 있기 때문이다. 따라서 이 혈관소통법
을 수련하게 되면 활발해진 혈액순환으로 인체에 내재된 면역력을 되살
려 놓게 되어 바이러스를 소멸시키게 된다.

심장이 두근거려 밤잠을 제대로 이룰 수가 없다고 호소하는 담적증 환자 그리고 반신불수의 뇌졸중 환자, 중증의 암 환자들을 불과 2개월여 만에 난치병으로부터 벗어 날 수 있었던 것은 난치병 환자 스스로 혈관소통기를 만들어 사용하면서 그들 환자 자신이 위와 같은 사지견인운동을 생활화하였기 때문이라고 생각한다.

아침과 저녁에 사지견인운동(四肢牽引運動)을 하는 데에는 5분이면 충분하다. 사무실의 의자에서도 운동은 가능하다. 사지견인운동을 하게 되면 혈관소통기를 사용하는 것과 같은 효능을 갖게 된다. 사지견인운동은 위의 두 가지 모델를 기본으로 하여 자신의 적성에 맞는 견인 운동을 고안하여 사용하여도 효과는 마찬가지다. 예컨대 두 팔을 옆으로 뻗어 가면서 하는 운동 또는 두 팔을 좌우로 뻗어서 원형을 그리면서 하는 운동 방법도 있다.

【사전준비 운동이 필요하다】

둔부가 자연스럽게 들리도록 고안된 혈관소통기를 사용하는 경우, 사용과 동시에 강력한 기운이 척추선을 타고 내려가면서 척추관과 그 주변의 혈관을 소통시키는 과정에서 연약하고 민감한 내부장기에 무리와 부작용을 낳게 된다. 따라서 연약하고 민감한 내부장기가 척추선을 타고 내려가는 강력한 기운에 적응할 수 있도록 뼈대를 감싸고 있는 근육과 인대를 사전에 풀어 주는 것이 필요하다. 사지견인운동은 혈관을 소통시키는 과정에서 굳었던 근육과 인대를 풀어 주는 역할을 하게 된다.

김신우 대구시 감염병 관리지원단장(경북대의대 감염내과 교수)은 격리시설에 수용된 확진자 80%는 가볍게 지나간다고 한다. 따라서 이들에게는 구태여 복식호흡을 수련할 필요가 없고 사지견인운동이나 보행 중의 혈관소통법을 격리생활을 하는 동안 이를 수련하는 것만으로도 산소포화도를 95% 이상을 항상 유지하게 되어 면역력을 갖게 된다고 생각한다.

• (5) 보행 중의 혈관소통법

보행 중의 혈관소통법을 익혀 이를 생활화하게 되면 활발해진 혈액순환으로 산소포화도는 항상 95%를 유지하게 된다. 이로 인해 면역력을 갖게 되어 바이러스감염 위험으로부터 벗어나게 된다. 말기 간암과 말기 난소암 그리고 중증의 유방암 환자가 조기에 자구노력으로 이를 극복할 수 있었던 것은 보행 중의 혈관소통법을 생활화했기 때문에 비로소 가능하게 되었다.

【흡, 흡(吸, 吸) 호, 호(呼, 呼)의 보행 중의 호흡법】

난치병 환자에게 소개한 보행 중의 호흡법은 발바닥의 뒤꿈치를 앞으로 내밀어 바닥에 먼저 닿게 하는 보행법이다. 단조롭게 이어지는 보행에서 어떤 규칙적인 리듬을 갖게 하는 '흡, 흡(吸, 吸) 호, 호(呼, 呼)'의 보행 중의 호흡법은, 자신도 모르는 동안에 보행 중에 '흡, 흡(吸, 吸) 호, 호(呼, 呼)'의 보행 중의 호흡법을 따르게 된다. 요령은 다음과 같다.

발바닥의 뒤꿈치를 앞으로 내밀어 먼저 바닥에 닿게 하면서 두 발짝을 앞으로 내딛는 동안 연속해서 두 번 입으로 호, 호(呼, 呼) 하면서 숨을 토해 내고 또한 발바닥의 뒤꿈치를 앞으로 내밀어 먼저 바닥에 닿게 하면서 두 발짝을 앞으로 내딛는 동안 코를 통해서 흡, 흡(吸, 吸) 하면서 연속해서 숨을 들이켜는 호흡법이다.

보행 중의 호흡법 수련을 생활화하게 되면 1회 호흡이 6여 초에 달하게 되고 1회 호흡에서 일어나는 폐의 환기량은 1000cc에 달하는 복식호흡을 하게 된다. 이로 인해 산소포화도가 95%를 항상 유지하게 되어 바이러스에 대한 면역력을 갖게 된다.

① 보폭을 약간 넓게 하여 발뒤꿈치를 먼저 내딛을 때마다 30여 개의 척추마디뼈를 빈틈없이 감싸고 있는 근육과 인대에 대한 수축과 이완작용으로 이어지게 된다. 이로 인해 근육과 인대로 이루어져 있는 氣의 관로가 되는 경락줄기와 그 위에 얹혀 있는 경혈들 그리고 혈관과 임파관을 보다 확실하게 그리고 보다 효과적으로 소통시킬 수 있게 된다.

② 보폭을 약간 넓게 하여 발뒤꿈치를 먼저 내딛게 되면 30여 개의 척추마디뼈를 감싸고 있는 근육과 인대가 밑으로 끌어당겨짐으로써 생긴 견인력이 몸 안의 기운(압력)을 발뒤꿈치로 결집시키는 힘으로 작용하게 되고, 발바닥을 땅에서 띄게 되면 발뒤꿈치에 모였던 강한 기운(압력)이 제자리로 되돌아가는 과정에서 척추관과 그 주변 그리고 발바닥의 미세혈관까지도 소통시켜 나가게 된다.

③ 의학에서는 다리의 종아리 부위의 근육과 등 근육은 제2의 심장이라고 일컫는다. 먼저 발뒤꿈치를 땅에다 닿도록 하는 보행법은, 종

아리 부위의 근육과 등 근육에 대한 수축과 이완작용을 거듭하게 함으로써 혈액을 위로 뿜어 올리는 펌프 역할을 하게 되어 활발한 혈액순환으로 이어진다.

④ 발걸음을 옮길 때마다 발뒤꿈치에 모였던 몸 안의 기운(압력)이 제자리로 되돌아가는 과정에서는 몸무게에 비례되는 무게만큼의 '압력'까지도 혈관소통으로 활용할 수가 있게 된다. 이는 발걸음을 옮길 때마다 발바닥과 다리 부위가 매우 가벼워지는 것으로도 직접 그 느낌을 체험할 수가 있다.

요약하자면 이 보행법을 생활화하게 되면 활발해진 혈액 순환으로 인체에 내재된 면역력을 되살려 놓게 되어 바이러스를 소멸시키게 된다. 또한 산소포화도는 항상 95%를 유지하게 되어 바이러스 질환으로부터 침해를 받지 않는 면역력을 가지게 된다.

그리고 걸으면 걸을수록 더욱 기력(氣力)이 충만해지고 평소에 쌓였던 긴장과 스트레스를 풀어 주게 된다. 그것은 흡, 흡(吸, 吸) 호, 호(呼, 呼) 하면서 길게 숨을 토하는 동작을 거듭하게 되면 굳었던 마음과 몸까지도 동시에 풀어 주기 때문이다.

보행 중의 호흡법에 익숙해지면 한 번 숨을 토하는 동안에 그리고 한 번 코로 숨을 들이켜는 동안에 3보 내지 5보씩 발뒤꿈치를 먼저 내딛는 호흡법을, 자신의 심폐기능에 맞추어 할 수가 있게 되어 자신도 몰라보게 자신의 기력(氣力)이 충만해지고 있음을 체험하게 된다.

【호흡은 자율신경의 지배를 받고 있다】

호흡역학을 이용한 복식호흡에서는 먼저 의식적으로 입으로 길게 숨을 토해 내어야만 가능하게 된다. 그러나 일상생활에서 매 호흡마다 이를 행한다는 것은 쉬우면서도 매우 어렵다. 호흡은 자율신경의 지배를 받고 있기 때문에 자신도 의식하지 못하는 사이에 어느덧 평소의 호흡법으로 되돌아가기 때문이다.

이를 가능하게 하는 유일한 방법이 바로 단조롭게 이어지는 보행에서 어떤 규칙적인 리듬을 갖게 하는 흡, 흡(吸, 吸) 호, 호(呼, 呼)의 보행 중의 호흡법이다. 이 호흡법을 익히게 되면 자신도 의식하지 못하는 사이에 흡, 흡(吸, 吸) 호, 호(呼, 呼)의 보행 중의 호흡법을 따르게 된다.

• (6) 통합적인 방법으로 바이러스를 소멸시킨다

위에서 설명한 바와 같이 바이러스를 소멸시킬 수 있는 방법에는 다음과 같은 다양한 방법이 있다. (1) 호흡역학을 이용한 복식호흡수련, (2) 복식호흡기를 이용한 복식호흡수련, (3) 나무를 이용한 복식호흡수련, (4) 사지견인운동을 이용한 혈관소통법, (5) 보행 중의 혈관소통법이다.

(1), (2), (3)은 각각 복식호흡의 수련 방법을 나타내고 있다. 코로나 바이러스감염 중증 환자와 위중 환자로 분류되어 산소요법치료를 집중적으로 받고 있는 사람들은, 위에서 열거한 복식호흡 수련법 중에서 자신의 질환의 정도에 맞추어서 복식호흡을 수련하게 되면 지속적으로 그리고 보다 많이 들이켠 대기 중의 산소는 좁은 혈관 벽에 들러붙어 암과 만성 질환의 원인이 된 노폐물 그리고 몸 안의 바이러스를 산화, 연소시키

게 되어 난치병의 근원을 소멸시켜 나가게 된다.

또한 복식호흡 수련으로 지속적으로 그리고 보다 많이 들이컨 대기 중의 산소는 산소포화도가 95% 이상을 항상 유지하게 된다. 이로 인해 복식호흡 수련을 생활화하게 되면 비록 복식호흡의 생활화에 이르지 않게 되더라도 자신도 모르는 사이에 바이러스에 대한 면역력을 갖게 되어 바이러스 감염 위험으로부터 벗어나게 된다.

코로나 바이러스 감염 환자 중 약 80%는 자신이 감염된 줄도 모르거나 또는 가벼운 증상을 보이고 있다고 한다. 이들 증상이 가벼운 감염 환자는 복식호흡을 수련하지 않고 위에서 거시하고 있는 (4)와 (5)의 혈관소통법을 수련하는 것만으로도 활발해진 혈액순환으로 산소포화도는 항상 95%를 유지하게 되어 바이러스에 대한 면역력을 갖게 된다고 생각한다.

코로나 바이러스 감염의심 환자로 선별진료소에서 검진을 받게 되거나 또는 중증 환자와 위중 환자로 분류되어 전문병원에 입원하여 집중적인 치료를 받게 되면 심리적으로 위축되고 절망과 좌절 그리고 공포심을 갖게 된다.

좌절과 절망을 느끼고 있는 사람들이 어떤 가능성과 희망을 바라보고 그 목표를 정해서 노력한다는 것은, 몸 안에 내재된 생명력을 불러일으키는 요인이 된다. 그리고 우리 몸 안에 내재되었던 생명력은 혈관소통에서 오는 효능을 보이게 되면 더욱 고양된다. 가시적인 변화는 아랫배로 통하는 숨길이 트이면서 찾아온다.

아랫배로 통하는 숨길이 트인 후에는 몸 안에서 일어나는 활발해진 산화, 연소작용으로 입안이 마르고 씁쓸해지는가 하면 입술과 혀끝이 맵고 따가움을 느낄 때가 있게 된다.

이는 혈관 벽에 들러붙어 암과 만성질환의 원인이 되고 있는 노폐물을 보다 많이 그리고 지속적으로 들이켠 대기 중의 '산소'로 활발하게 산화, 연소시키게 되자 그 폐기물인 독성이 입을 통하여 배출되고 있기 때문이다.

보다 중요한 것은 현대의학은 물론 대체의학으로서도 어쩔 수 없는 극성스러운 바이러스 감염 질환을 스스로의 자구노력으로 극복함으로써 어떠한 난관이나 장애라고 할지라도 스스로의 힘으로 극복할 수 있다는 강한 긍지와 자부심을 누구나 갖게 된다는 사실이다.

「복식호흡에 의한 난치병 치유사례」에는 시술자와 환자의 역할 분담과 환자의 자구노력으로 암과 만성질환. 그리고 바이러스 감염질환을 극복하게 된 사례를 귀납적인 방법으로 확인할 수 있도록 다수의 사례를 수록하고 있다.

복식호흡 수련 또는 혈관소통법 수련을 생활화한다는 것은 현대의학으로도 어쩔 수 없는 암과 만성 질환 그리고 바이러스 감염질환을 근원적으로 소멸시킬 수 있는 최적의 그리고 최상의 방법이 된다고 생각한다.

제12장

발명특허 출원

우여곡절 끝에 만나 보게 된 난치병 환자들 중의 일부는 가슴이 답답하고 숨 쉬기가 힘들어 깊은 잠을 이룰 수가 없다는 환자 그리고 수면 중 무호흡과 코골이로 제대로 잠을 이룰 수가 없다고 호소하는 환자들도 있었다.

그들 난치병 환자들에게 모포나 이불 등을 몇 겹으로 접어 이를 무릎과 발목 부위를 받쳐 줌으로써 둔부가 자연스럽게 들리도록 한 간이식 도구를 잠을 자면서도 사용하도록 한 결과, 자신도 모르게 깊은 잠을 자게 되었다면서 매우 신기해 마지않는 환자들도 있었다.

미연방 항공국(FAA)에서 발간된 연구보고서에는 교통사고의 주요 원인이 되고 있는 졸음운전은 수면 중에 산소가 제대로 공급되지 않아 피로가 덜 풀린 상태에서의 장거리 운항이 바로 그 원인이 된다는 것을 발표한 바가 있다.

복식호흡의 생활화는 잠을 자면서는 물론 운전 중에도 지속적인 산소의 공급으로 수면 중에 산소가 제대로 공급되지 않아 피로가 덜 풀린 상태에서 야기되는 졸음운전을 사전에 예방하게 된다.

또한 미연방 항공국(FAA)의 연구보고서에는 수면 중 무호흡이나 심한 코골이로 수면 중에 산소가 제대로 공급되지 않게 되면 저산소증으로 고혈압, 뇌경색, 심근경색, 뇌졸중, 만성피로 등의 심각한 질병을 유발시키고 일상생활에서는 졸음운전의 요인으로 작용하게 된다는 것을 발표한 바 있다.

수면 중 무호흡이나 심한 코골이는 다 같이 수면 중에 혀가 목 뒤로 처져서 기도(氣道)를 막아서 생기게 된다. 따라서 수술적 요법이나 이를 방지할 수 있는 비수술적 요법들이 쏟아져 나오고 있으나 이를 제대로 막을 수 없게 되자 일본 정부는 차선책으로 2018년 6월부터 졸음운전에 따른 대형 교통사고 방지를 위해서 모든 트럭, 버스회사들은 자사 운전사에 대하여 운행 전 반드시 수면 테스트를 실시할 것을 의무화하고 있다.

둔부가 자연스럽게 들리도록 무릎과 발목 부위에다 설치된 받침대는 사용하고자 하는 목적에 따라 다양한 기능과 역할을 수행하게 된다. 졸음운전 문제와 관련된 자료를 분석 검토 끝에 특허출원요건을 갖추게 되어 2019년 12월 19일에 '특허출원번호: 10-2019-0165734'로 다음과 같이 발명특허를 출원하게 되었다.

【졸음운전의 원인, 수면 중 무호흡, 코골이가 해소되는 복식호흡기】

미연방 항공국(FAA)에서 항공기 조종사의 졸음 방지를 위해 수면 중 무호흡, 코골이에 대해 각별한 대책을 강구하고 있는 이유는 수면 중 산소 부족으로 피로가 덜 풀린 상태에서의 장거리 운항이 졸음운전과 바로 직결된다고 판단하고 있기 때문이다.

매년 미국에서만 졸음운전으로 인해 2만여 건의 교통사고가 발생하고 있고 우리나라에서도 졸음운전이 고속도로에서 일어나는 대형교통사고의 주요 원인이 되고 있다. 계속되는 격무로 피로가 덜 풀린 상태에서 화물과 여객운송에 종사하는 사람들 운전이 일상화되어 있는 사람들은 항상 졸음운전의 위험을 안고 있다. 졸음운전을 방지하기 위해서는 운전자가 수면 중에는 물론 운전 중에도 산소가 제대로 공급될 수 있는 복식호흡을 생활화하는 것이 유일한 해소책이 된다. 그리고 피로가 쌓이지 않도록 활발해진 혈액순환으로 기력을 증진, 강화하는 것이 근본적인 해소책이 된다.

복식호흡의 생활화는 무게 중심의 이동에 따라 골반과 다리 부위에 축적된 강력한 기운(압력)을 활용하게 되면 불과 1주일여 만에 복식호흡의 생활화가 가능하게 된다. 복식호흡기의 사용으로 골반과 다리 부위에 축적된 강력한 기운(압력)은 코로 숨을 들이켤 때에는 근육과 인대로 된 기도(氣道)와 횡격막을 늘어뜨리고 확장된 기도(氣道)를 통해서 숨을 끌어들이게 된다.

이로 인해 졸음운전의 원인이 되고 있는 수면 중에 혀가 목 뒤로 처져서 기도(氣道)를 막아서 생기는 수면 중 무호흡, 코골이를 근원적으로 해소하게 된다. 복식호흡기의 사용으로 골반과 다리 부위에 축적된 강력한 기운(압력)은 코로 숨을 들이켤 때에는 몸 안의 기운(압력)을 골반 부위로 결집시키게 되고 입으로 숨을 토하게 되면 몸 안의 기운(압력)이 제자리로 되돌아가는 과정에서 막힌 혈관을 소통시키게 된다. 이로 인해 활발해진 혈액순환으로 쌓인 피로를 해소하게 되고 기력을 증진, 강화하게 되어 졸음운전의 위험으로부터 벗어나게 된다. 또한 복식호흡의 생활화는 잠을 자면서는 물론이고 운전 중에도 보다 많은 산소의 흡입으로 수면 중에 산소 부족으로 피로가 덜 풀린 상태에서 일어나는 졸음운전의 원인을 사전에 해소하게 된다.

제13장
복식호흡기의 구성 원리 및 개발

둔부가 자연스럽게 들리도록 무릎과 발목 부위에다 설치된 받침대는 사용하고자 하는 목적에 따라 다양한 기능과 역할을 수행하게 된다. 둔부가 자연스럽게 들리도록 무릎과 발목 부위에다 설치된 받침대는 '막힌 혈관을 소통시킨다'는 의미에서 혈관소통기가 되고 또한 복식호흡을 가능하도록 한다는 의미에서는 복식호흡기가 된다.

또한 졸음운전의 원인을 해소한다는 의미에서는 '졸음운전 해소기'가 되고 수면 중 무호흡, 코골이를 해소한다는 의미에서는 '수면 중 무호흡, 코골이의 해소기'가 된다.

그리고 막힌 혈관을 소통시켜 혈액을 순환시킨다는 의미에서 '전신 혈액 순환기'가 되고 활발해진 혈액순환으로 쌓인 피로를 풀어 주고 기력을 증진, 강화한다는 의미에서 '기력 충전기'가 된다.

또한 암과 극성스러운 바이러스를 소멸시킨다는 의미에서는 '암과 바이러스를 소멸시키는 복식호흡기' 또는 ' 암과 바이러스를 소멸시키는 혈관소통기'가 된다. 복합적인 기능을 수행하는 복식호흡기는 이를 두 가지 유형으로 개발할 수가 있다고 생각한다.

【A형의 복식호흡기】

A형의 복식호흡기는 코로나 바이러스 감염으로 집중적인 치료를 받고 있는 중증 환자, 위중 환자, 뇌졸중 등의 민감한 환자, 숨 쉬기가 힘든 심혈관 질환자 초기 또는 중증의 암 환자 그리고 운전 중의 졸음 방지나 수면 중 무호흡 또는 코골이 방지용으로 사용할 수 있도록 전자식으로 고안하는 것이 필요하다.

위의 사람들에게는 혈관소통의 강도를 적절하게 조절하고 또한 체형에 적합하게 조절할 수 있도록 전자식의 소통기가 필요하게 된다고 생각한다. '특허출원번호: 10-2019-0165734'로 출원한 발명안의 요지는 다음과 같다.

【발명품의 구성】

쿠션감을 가진 매트에 내장되는 본 발명의 복식호흡기(100)는 무릎받침대(40) 및 발목받침대(50)의 조합으로 이루어지고 두 개 받침대의 조합방법에 따라 혈관소통의 강도를 달리하게 된다. 사용자의 체형에 맞는 복식호흡기를 사용하는 경우, 혈관소통의 강도는 둔부를 자연스럽게 들리도록 하는 무릎받침대(40) 및 발목받침대(50)의 높이에 따라 차이가 나게 된다.

따라서 무릎받침대(40) 및 발목받침대(50)에는 사용자의 체형에 맞도록 위치를 조정하는 수평이동 장치와 그 높이를 조절할 수 있는 승강장치가 부착된다. 견인력의 강도는 혈관소통의 강도와 비례하게 된다. 무릎과 발목을 받쳐 주는 2개의 조합으로 이루어지는 본 발명의 복식호흡기(100)는 2개의 무릎받침대(40)와 발목받침대(50)의 조합, 즉 높이에 따라 혈관소통의 강도를 조절할 수 있도록 고안되어 있다.

① 무릎 부위(상단)와 발목 부위(하단)를 받쳐 주는 소통기의 높이를 동일하게 하였을 때 생기는 견인력의 강도(혈관소통의 강도)를 1로 가정한다면, 상단(무릎)의 높이에 비해 하단(발목)의 높이가 낮게 되면, 그 낮게 되는 높이 차이에 따라 견인력의 강도(혈관소통의 강도)는 2 또는 3이 된다.

② 상단(무릎)에 비해 하단(발목)의 높이가 낮게 되면, 발끝이 바닥으로 향하게 되면서 다리 무게만큼의 힘이 견인력의 강도(혈관소통의 강도)를 높이게 되기 때문이다.

③ 견인력의 강도(혈관소통의 강도)가 1이 되면 잠을 자면서도 편안하게 사용할 수 있게 된다. 견인력의 강도(혈관소통의 강도)가 2 또는 3이 되는 복식호흡기는 짧은 시간 안에 쌓인 피로를 풀어 주게 되고 기력을 증진시키게 된다.

④ 견인력의 강도(혈관소통의 강도)가 1이 되는 복식호흡기(100)는 다음의 세 가지의 유형으로 나누어진다. 사용자는 자신의 체형에 맞

추어서 2개의 복식호흡기를 조합하여 사용할 수 있게 된다. A(10)의 복식호흡기(100)는 무릎(a)과 발목(b)을 받쳐 주는 소통기의 높이가 각 3㎝로 키 160㎝ 전후의 남녀에게 대체적으로 적합하게 된다.

A(20)의 복식호흡기(100)는 무릎(a)과 발목(b)을 받쳐 주는 소통기의 높이가 각 4.5㎝로 키 170㎝ 전후의 남녀에게 대체적으로 적합하게 된다. A(30)의 복식호흡기(100)는 무릎(a)과 발목(b)을 받쳐 주는 소통기의 높이가 각 6㎝로 키 180㎝ 전후의 남녀에게 대체적으로 적합하게 된다.

견인력의 강도(혈관소통의 강도)가 1이 되는 복식호흡기(100)를 사용하는 경우에도 사용자가 매트에 누워서 다음과 같은 수련자세를 취하게 되면 견인력의 강도(혈관소통의 강도)를 2 또는 3으로 높일 수 있게 된다.

사용자가 매트에 누워서 두 다리의 간격을 어깨 넓이보다 약간 넓게 벌리게 되면 견인력의 강도(혈관소통의 강도)는 2가 된다. 그리고 두 다리의 발뒤꿈치 사이를 10㎝ 내지 20㎝가량 간격을 두고 느슨한 형태의 마름모꼴을 취하게 되면 견인력의 강도(혈관소통의 강도)는 3이 된다.

따라서 사용자가 잠을 자면서도 복식호흡기를 사용하지 않을 때에는 매트에 누워서 두 다리의 간격을 어깨 넓이보다 약간 넓게 벌리는 것만으로도 견인력의 강도(혈관소통의 강도)가 1이 되고 그리고 두 다리의 발뒤꿈치 사이를 10㎝ 내지 20㎝가량 간격을 두고 두 다리가 느슨한 형태의 마름모꼴을 취하게 되면 견인력의 강도(혈관소통의 강도)는 2가 된다.

사용자가 매트에 누워서 잠을 자면서도 복식호흡기(100)를 사용하지 않을 때에는 매트(20)에 등을 대고 누워서 위와 같은 자세를 취하는 것만으로도 복식호흡기를 사용하는 것과 같은 효과를 낳게 되어 보다 빠른 시일 내에 복식호흡을 생활화하게 되고 이를 정착시키게 된다.

【B형의 복식호흡기】

B형의 복식호흡기는 이를 보급형으로 개발하는 것이 바람직하다고 생각한다. B형의 복식호흡기는 생활에서 오는 쌓인 피로를 풀어 주게 되고 기력을 증진, 강화하게 되어 생활 자체가 활력에 넘치게 된다. 또한 활발해진 혈액순환으로 바이러스에 대한 면역력을 갖도록 함으로서 어떠한 난치병이라고 할지라도 자구노력으로 극복할 수 있도록 이를 보급형으로 개발하는 것이 바람직하다고 생각한다.

가정에서 사용하고 있는 매트를 활용하는 경우, B형의 복식호흡기는 저렴한 기격으로 공급할 수 있게 된다. B형의 복식호흡기는 물론 A형의 복식호흡기도 일상생활에서는 매트로도 사용할 수 있기 때문에 '집단면역체제'가 생각보다는 조기에 구축될 수 있는 여건을 마련하게 된다. 가정에서는 매트 사용이 이미 일상화되어 있기 때문이다.

【우수발명, 척추기혈 소통기】

(특허등록번호: 재10- 080326)

척추는 사지(四肢)와 오장육부의 모든 병리(病理)를 도맡고 있다. 척추 내의 척수신경(脊髓神經)이 몸 안의 모든 기관과 관련되어 호흡이나 소화 등 인체의 주요 생리기능을 관장하고 있기 때문이다. 폐, 심장, 간, 위장, 콩팥, 소장, 대장, 방광 등 인체의 내부 장기에 질환이나 질환의 조짐인 병변(病變)이 있게 되면, 등 뒤의 5개의 경락줄기 위에 분포되어 있는 90여 개의 경혈점에 근(筋)의 위축이나 경직, 압통, 경결(硬結)로 나타나게 된다.

한의학에서는 혈관이 막혀 병이 생겼을 때에는 氣의 관로인 경락(經絡)줄기 위의 점의 개념으로 존재하는 경혈(經穴)을 날카로운 쇠붙이로 된 침을 이용, 이를 소통시키게 되면 막힌 혈관이 소통된다고 본다. 실제로 氣의 관로가 되는 경혈(經穴)은『동의보감』에 의하면 '머리카락 한 올이 빠진 자리'만큼이나 미세한 것이어서 그 정확한 위치를 찾아서 시침(施鍼)을 하기가 무척 어렵다.

체중에 의한 무게만큼의 압력으로 굳어지고 단단하게 된 경혈(經穴) 경락(經絡)을 소통시켜 막힌 혈관을 소통시키는 기혈소통기는 2007년과 2008년도에 걸쳐 3건의 특허발명을 받은 바 있었다.

2007년도에 우수발명품으로 선정되어 그 시제품 제작에 정부로부터 재정지원을 받은 바 있는 척추기혈소통기는 등 뒤의 5개의 경락줄기에 마주 닿도록 설치된 막대의 상단에는 일정 규격의 유형 돌기물이 일정한 간격으로 설치되어 있다.

따라서 수련자가 그 위에 누워 있는 것만으로도 그리고 잠을 자면서도 5개의 막대의 상단에 설치된 유형 돌기물이 5개의 경락줄기와 그 경락줄기 위에 얹혀 있는 90여 개의 경혈들을 동시적으로 그리고 효과적으로 사용자의 체중에 비례되는 무게만큼의 강력한 '압력'으로 이를 소통시켜 막힌 혈관을 소통시키게 된다.

우수발명품으로 선정되어 그 시제품 제작에 정부로부터 재정지원을 받은 바 있는 척추기혈소통기는 상품화를 하지 않고 시중의 지압용 매트를 이용하여 독자들이 스스로 만들어 사용할 수 있도록 그 제작방법을 2012년에 발간된 『호흡수련과 氣의 세계 제4권』에다 수록한 바가 있다.

둔부가 자연스럽게 들리도록 무릎과 발목 부위에다 설치된 복식호흡기는 복합적인 기능을 수행한다는 의미에서 시제품 제작에 정부로부터 재정지원을 받은 바 있는 척추기혈소통기에 비하여, 한 걸음 더 앞선 발명품이라고 생각한다.

둔부가 자연스럽게 들리도록 고안된 복식호흡기 위에 둔부가 들린 채로 누워 있게 되면 지속적으로 척추선을 타고 내려가는 강력한 기운(압력)을 골반과 다리 부위에다 축적시키는 과정에서 척추관과 그 주변의 혈관은 물론 다리 부위의 미세혈관까지도 소통시켜 나가게 되기 때문이다. 또한 둔부가 자연스럽게 들리도록 고안된 복식호흡기위에 둔부가 들린 채로 누워 있게 되면 들이켜는 숨이 길어지면서 입으로 토하는 숨역시 길어지는 복식호흡이 자연스럽게 이루어지기 때문이다.

복식호흡기의 구성 원리를 책에다 수록한 이유는 발명품의 출원여부 그리고 특허여부와 관계없이 독자들이 손쉽게 구할 수 있는 주변의 소재를 활용하여 스스로 복식호흡기를 만들어서 사용할 수 있도록 하기 위해서이다.

제14장
외상후 스트레스 증후군

국민이 코로나 바이러스 감염증 관련 정보를 검색하는 데 하루 평균 2시간을 쓰는 것으로 조사됐다. 2020년 4월 8일 연세대학교 의과대학 예방의학 교실 정선자, 김현창 교수연구팀은 코로나 확진자가 급증하던 지난달 3월 14~21일 수도권 주민 2035명(자가격리자 18명 포함)을 대상으로 조사한 결과 하루 평균 코로나 정보검색 시간은 2시간에 달한다. 자가격리 중인 사람은 2시간 18분이었다.

일반인과 자가 격리자가 간에 격차는 크지 않았다. 연구팀은 "감염의 심이 없는 일반인들도 걱정을 많이 하고 있다는 의미"라고 하였다. 자가 격리자는 외상후 스트레스 증후군 수치가 평균 24.5로 일반인 평균 (10.2)의 2.4배 이상이었다.

또한 코로나 사태가 장기화 국면에 접어들면서 많은 사람에게 우울감을 가져 오는 것으로 나타났다. 연구팀은 2013년부터 같은 집단을 대상으로 추적연구를 하고 있는데 2013년과 비교하면 7.7%였던 우울증 상 비율이 이번에는 59.9로 7.8배가량으로 상승했다. 정선재 교수는 "정보탐색에 너무 집착하면 과도한 불안과 걱정을 유발 정신건강에도 나쁜 영향을 끼칠 수 있다"라고 언급한 바 있다.

【해소 방안】

엘빈 토플러는 그의 신작인 『부(富)의 미래』에서 정보의 홍수 속에서 쏟아져 나오는 쓸모없는 정보와 지식을 걸러 내는 능력이 미래의 부(富)를 결정짓는 핵심 요소가 될 것이라고 말하고 있다.

마찬가지의 이유로 질환의 고통으로부터 벗어나 건강을 유지하고 증진하는 방법은, 홍수처럼 쏟아져 나오는 건강, 의학 정보 속에서 쓸모없는 지식과 정보를 걸러 내어 현재 앓고 있는 질환에 대해서는 그 정확한 치료방법을 찾아내는 것이고 보다 근본적인 대안으로는 인체의 면역력을 강화함으로써 자연치유력을 높일 수 있는 정보와 지식을 획득하는 방법이다.

제5권의 주요 내용은 인체에 내재된 면역력을 되살리기 위해서는 막힌 혈관을 소통시켜 혈액순환이 제대로 이루어져야만 한다는 것, 그리고 누구나 손쉬운 방법으로 혈관을 소통시킬 수 있는 다양한 방법을 이미 제시한 바가 있고 이를 충분하게 서술하였다고 생각한다.

여러분이 이제 할 일은 이들 다양한 혈관소통법 중에서 자신의 적성에 맞는 혈관소통법을 택하여 정성과 노력을 다하여 수련을 거듭하는 일이다. 수련을 거듭하게 되면 생활 자체가 혈관소통으로 이어져 활발해진 혈액순환으로 산소포화도는 항상 95%를 유지하게 되어 자신도 모르는 사이에 이미 바이러스 감염 위험으로부터 벗어나게 되었다는 것을 깨닫게 될 것이다. 또한 수련을 거듭하게 되면 생활 자체가 혈관소통으로 이어져 활발해진 혈액순환으로 쌓인 피로를 풀어 주게 되고 날로 기력을 증진 강화하게 되어 코로나19에 대한 막연한 두려움이나 공포를 떨쳐 버리게 되고 건강한 생활을 영위할 수가 있게 된다는 것을 스스로 체험을 통해서 알게 될 것이다.

제15장
압력과 산소

혈관 벽에 노폐물이 죽(粥)처럼 엉겨 붙어 딱딱하게 변한 '죽상동맥경화'인 상태로 혈관이 좁아져 있게 되면, 암과 만성적인 질환 그리고 바이러스 질환을 일으키는 요인이 된다. 좁아져 있는 혈관을 소통시킬 수 있는 방법은 크게 두 가지로 대별된다.

첫째 막혀 있는 혈관을 뚫을 수 있는 강력한 '압력'이 있어야만 한다. 그리고 두 번째로는 혈관 벽에 켜켜이 쌓여 있는 노폐물을 산화, 연소시킬 수 있는 '산소'가 지속적으로 보다 많이 공급될 수 있는 새로운 복식호흡을 고안, 이를 생활화할 수가 있어야 한다.

오늘날 氣의 바람과 함께 전국의 읍, 면에 이르기까지 확산, 보급되고 있는 단전호흡수련법은 억지로 숨을 참는 강압적인 호흡법으로 몸 안의 기운(압력)을 복부 아래 하단전(下丹田)에다 축적시켜 척추관과 그 주변의 혈관을 소통시키게 되면 무병장수를 누리게 된다고 가르치고 있다.

그러나 하단전축기(下丹田蓄氣)가 제대로 이루어져 무병장수의 꿈을 이룬 선도인은 수천 년의 역사를 통해서 손으로 헤아릴 정도에 지나지 않는다.

문제가 되는 것은 억지로 숨을 참는 강압적인 호흡법으로 생긴 무리와 부작용으로 중도 탈락자가 속출하고 있다는 사실이다. 더욱 심각한 것은 억지로 숨을 참는 강압적인 호흡법으로 생긴 갖가지 질환은, 현대의학은 물론 이를 가르친 선도단체의 법사나 사범들도 해소할 방법이 없다는 데에 있다.

또한 억지로 숨을 참는 강압적인 호흡법에서는 들이켜는 숨이 얼마 되지 않아 혈관 벽에 들어붙어 암과 만성 질환의 원인이 되고 있는 노폐물과 몸 안에 침투한 세균이나 바이러스를 산화, 연소시킬 수도 없게 된다. '죽상동맥경화'인 상태로 좁아져 있는 혈관을 소통시키기 위해서도 위의 두 가지 요건을 충족시킬 수 있는 새로운 개념의 침술의 개발이 필요하다

제16장

새로운 개념의 침술

【각광을 받고 있는 침술(鍼術)】

현대 성인병이나 만성적인 질환에 대해 현대의학이 스스로 그 한계를 노정하게 되자, 오늘날 구미에서는 현대의료체계에 대한 대안으로 대체의학이 새로운 시대적 각광을 받고 있는 가운데 특히 침구술(鍼灸術)이나 기공(氣功)은 그 대표적인 것으로 주목을 받고 있다.

지금 세계적으로 특히 구미에서 각광을 받고 있는 침술은 세계보건기구에서 보건의료수단으로 활용할 것을 적극 권장하고 있다. 그 권장의 이유로는 효과가 뛰어나고 의료수가가 저렴하며 장비가 간단함으로 기동성이 있고 부작용이 거의 없다는 것을 들고 있다. 또한 세계보건기구에서는 침술로 치료가 가능한 질병 47개를 공고한 바가 있고 인류 전체의 질병 중 75%는 침술요법을 활용하는 1차 진료만으로도 예방과 치료가 가능하다고 발표한 바가 있다.

미국 침구의사 가운데 상당수는 서양의사로 다시 침구학을 공부하여 자격을 취득한 사람들이 많다고 한다. 그것은 미국에서는 양의사가 300 시간의 침구 교육 과정을 마치면 침을 시술할 수 있기 때문이라고 한다. 존스 홉킨스대학 의대에서는 한의대와 연계를 맺고 학생들이 침구 강좌를 들을 수 있게 문을 열어 놓고 있고 그러한 기회를 제공하고 있는 의대들이 날로 늘어나고 있다.

한의학에서는 혈관이 막혀 병이 생겼을 때에는 氣의 관로인 경락(經絡)줄기 위의 점의 개념으로 존재하는 경혈(經穴)을 날카로운 쇠붙이로 된 침을 이용, 이를 소통시키면 막힌 혈관이 소통된다고 한다. 실제에 있어서 氣의 관로가 되는 경혈(經穴)은 『동의보감』에 의하면 '머리카락 한 올이 빠진 자리'만큼이나 미세한 것이어서 그 정확한 위치를 찾아서 시침(施鍼)을 하기가 무척 어렵다.

【황제내경(皇帝內經)】

한의학의 기본 경전이 되는 『황제내경(皇帝內經)』 창촌 편에는 다음과 같은 문답편이 나온다. 황제가 그의 스승인 기백(岐佰)에게 묻는다.

"침으로서 질병이 낫는 이치는 무엇인가?"

"침 끝으로 막혀 있는 경혈(經穴)을 뚫게 되면 생명원인 혈액이 그곳으로 흘러가기 때문이고 그 이치는 북채로 북을 치면 소리가 나는 것과 같다."

"그렇다면 몇 번의 시침(施鍼)에도 병이 낫지 않는 것은 무슨 까닭인가?"

암과 바이러스를 소멸시키는 복식호흡

"잘못 시침(施鍼)하였기 때문이다. 잘못 시침(施鍼)을 하게 되면 병기(病氣), 사기(邪氣)를 배출시키지 못하고 막아 버려 오히려 시침(施鍼)을 하지 않은 것만도 못하다."

【전통 침술과 보사법(補瀉法)의 한계】

한방에서 전통적으로 사용하여 온 침은 그 크기와 모양, 용도에 따라 아홉 가지로 대별되어 9침이라고 한다. 9침 가운데 가장 활용 범위가 넓으며 침 치료를 대표하는 것이 호침(毫鍼)이다.

길이 2㎝~17㎝, 지름 0.2mm~0.4mm 정도이며 가늘기 때문에 큰 자극 없이 찔러서 오랫동안 둘 수 있다. 그 이외에 피내침(皮內鍼)은 피하에 놓아 둘 수 있는 작은 침이고 전침(電鍼)은 침 자극과 전기 자극을 겸할 수 있도록 개발되었고 약침(藥鍼)은 침과 약물 작용을 병행시킨 것이다.

9침 가운데 침 치료를 대표하는 호침(毫鍼)의 경우 시술자의 침 실력은, 손으로 침을 만지면서 氣를 조절하는 득기(得氣)에서 차이가 난다고 한다. 그리고 침을 통해 氣를 더하는 것을 보(補)라고 하고 반대로 과도한 氣를 빼는 것을 사(瀉)라고 한다.

그리고 이를 합쳐 보사법(補瀉法)이라고 일컫는다. 다시 말해 침을 놓는 사람이 환자의 氣를 더하거나 빼서 균형이 깨진 氣의 흐름을 바로 잡는 것이 침술의 기본이고 그 요체가 된다는 것이다. 비록 전통적으로 오랜 역사를 가지고 있는 침술이긴 하지만, 한방에서 사용하는 도구가 끝이 날카로운 쇠붙이로 되어 있는 한, 현재의 침술로는 보사법(補瀉法)이라는 한정된 수단만을 강구할 수밖에 없다.

【새로운 침술】

　인체의 내부 장기에 질환이 있게 되면 피부 표면이나 피하조직 속에 반응점이 생기게 되는데 이를 경혈(經穴)이라고 한다. 그리고 경혈(經穴)들이 동일한 통각 감각대에 있을 때 이를 경락(經絡)이라고 한다. 몸 안에는 질병의 반응점이 되는 경혈(經穴)이 비록 360여 개에 달하고 있으나 이들 경혈(經穴)들은 결국에는 14개의 경락줄기 위에 분포되어 있다.

　종래의 침술은 경락(經絡)이라는 줄기(線) 위에 점(点)의 개념으로 존재하는 미세한 경혈(經穴)을 하나하나 찾아서 소통시키는 것이어서 그 경혈점을 찾기가 힘들었고 또 비록 이를 찾았다고 할지라도 날카로운 쇠붙이로 된 침 끝으로는 시침(施鍼)을 하기가 사실상 어려웠다. 만일에 경락(經絡)줄기와 그 경락(經絡)줄기 위의 경혈(經穴)들을 동시적으로 그리고 보다 효과적으로 소통시킬 수가 있다고 한다면, 새로운 개념의 침술이 된다.

【혈관은 근육과 인대로 이루어져 있다】

　인체는 200여 개의 뼈대로 이루어져 있고 이들 뼈대들은 600여 개의 근육과 인대들로 빈틈없이 감싸고 있다. 한의학에서 내부장기에 질환이 있게 되면 그 반응점이 되는 피부 표면이나 피하조직에 근(筋)의 위축이나 경직으로 혈액의 흐름이 막힌다고 보고 있는 것은, 경락줄기와 그 경락줄기 위의 다수의 경혈들도 역시 근육과 인대로 되어 있다는 것을 의미한다.

혈관의 내벽은 조밀(稠密)한 민무늬세포로 이루어져 있고 외벽은 민무늬근(筋)으로 이루어져 있다. 근육과 인대로 이루어져 있는 것은 혈관과 임파관도 마찬가지다. 둔부가 자연스럽게 들리도록 고안된 혈관소통기는 이를 사용할 때마다 30여 개의 척추마디뼈를 빈틈없이 감싸고 있는 근육과 인대에 대한 수축과 이완작용을 거듭하게 되어 전신에 걸쳐 굳어지고 맺혀 있는 氣의 관로인 경락줄기 위의 경혈들은 물론이고 혈관과 임파관까지도 소통시키게 된다.

둔부가 자연스럽게 들리도록 고안된 혈관소통기 위에 둔부가 들린 채로 누워 있게 되면 지속적으로 척추선을 타고 내려가는 강력한 기운(압력)을 골반과 다리 부위에다 축적시키는 과정에서 척추관과 그 주변의 혈관은 물론 다리 부위의 미세혈관까지도 소통시켜 나가게 된다. 혈관소통기의 사용으로 혈관과는 별도의 순환체계를 가지고 있는 임파관까지도 소통시키게 되면 인체의 면역력을 획기적으로 높이게 된다.

【전자 현미경으로 확인된 면역체계의 기능】

여기 전자 현미경으로 인체 내부의 곳곳을 촬영한 첨단 영상자료들이 있다. 게재된 사진은 2006년 6월 과학 잡지 『뉴톤』에 실린 것으로 몸속 내부를 3300배로 확대하여 면역체계의 핵심이 되는 임파절(淋巴節) 내부를 분자 수준으로까지 촬영한 마이크로 투어의 최첨단 영상자료이다.

동굴과 같은 공간에서 사냥감을 기다리는 세포들이 있다. 그 세포의 이름은 대식세포이다. 이곳은 목, 겨드랑이, 사타구니, 발목 등에 있는 임파절(淋巴節) 의 내부 모습이다. 임파절(淋巴節)은 몸 구석구석에서 모여드는 임프액의 여과장치다. 몸속에 침투한 세균이나 바이러스 등의 병원체나 암세포 등의 이물질은 임프액의 흐름을 타고 임파절(淋巴節)에 이른다.

임파절(淋巴節) 속에는 대식세포와 임파구가 기다리고 있다. 먼저 이물질을 발견한 대식세포는 그것을 먹고 소화해 버린다. 이어 대식세포는 자기가 먹은 이물질의 정보를 임파구에게 전한다. 이 정보를 전하는 세포를 T세포라고도 하는데 킬러세포에게 지령을 내려 바이러스에 감염된 세포를 공격하게 하고 임파구는 스스로 항체를 만들어 이물질을 공격하거나 이물질에 달라붙어 그 물질을 먹어 버린다.

그리고 임파구는 B세포에게 명령을 내려 항체(抗體)를 생산하기도 한다. 이런 면역작용에 의해 병마(病魔)로부터 우리 몸을 지켜 낸다. 위의 영상자료는 몸 안의 혈관소통과 함께 혈관과는 별도의 순환체계를 가지고 있는 임파관을 제대로 소통시키게 되면 림프액의 흐름을 원활하게 함으로써 대식세포를 포함한 면역세포의 활동을 도와주게 되어 면역력을 획기적으로 강화하게 된다는 것을 의미한다.

제17장
무병(無病)으로 장수한다

【선도(仙道)의 꿈 무병장수】

『황제내경』에는 "아래에서 시작하여 척추선을 타고 올라간 氣가 머리 정수리의 백회혈(百會穴)을 관통하게 되면 사람은 능히 천수(天壽)를 누린다. 그러나 이는 사람이 아닌 신선(神仙)의 세계에서만 가능하다"라고 언급하고 있다. 왜 신선(神仙)의 세계에서만 가능하다고 언급하고 있는가? 천수(天壽)를 누린다는 것은 사람이 120세까지 산다는 것을 의미한다.

척추선을 타고 올라간 氣가 머리 정수리의 백회혈(百會穴)을 관통하기 위해서는 척추관과 그 주변의 혈관이 남김없이 소통되는 소주천(小周天)이 이루어져야만 한다. 한의학에서는 막힌 혈관을 소통시키기 위해서는 굳어지고 단단하게 된 氣의 관로가 되는 경락줄기와 그 경락줄기 위의 경혈을 소통시켜야만 한다고 언급하고 있다.

등 뒤의 5개의 경락줄기 위에는 굳어지고 단단하게 된 90여 개의 경혈들이 분포되어 있다. 세계보건기구에서 적극 권장하고 있는 침술은 날카로운 쇠붙이를 이용하여 경락(經絡)줄기위에 점의 개념으로 있는 몇몇 개의 경혈(經穴)만을 소통시킬 수 있을 뿐이다.

【인도요가의 원초적 생명력】

인도요가의 제4단계는 氣의 순환을 다루는 쿤달리니 수련체계로 되어 있다. 인간의 원초적 생명력은 척추선 아래에 응축되어 있고 이를 큰 뱀이 꽉 움켜잡고 있다. 몸 안의 기운을 복부 아래 하단전에다 강력하게 축적시키게 되면 큰 뱀이 놀라 척추선을 타고 올라가면서 7개의 차크라, 즉 생명의 수레를 차례대로 돌리게 되고 마지막 머리 정수리의 사하스라르 차크라를 돌려 백회혈(百會穴)을 관통하게 되면 인간은 무병장수와 함께 천지와 더불어 숨을 쉬게 되고 드디어 해탈(解脫)의 경지에 이른다고 한다.

인도 스와미라마의 저서인 『호흡의 신비로 초대』에는 인도 요가식의 강압적인 호흡법을 다음과 같이 기술하고 있다. 10초간 코를 통해 끌어들인 숨을 복부 아래에서 40초간 멈추었다가 이를 20초간 입으로 토한다. 수련을 시작하자마자 급격하게 증강된 강력한 기운(압력)으로 연약하고 민감한 내부장기가 상해를 입지 않도록 반드시 사부의 입회하에서만 수련을 하여야 한다고 기술하고 있다.

둔부가 자연스럽게 들리도록 고안된 혈관소통기는 이를 사용할 때마다 30여 개의 척추마디뼈를 감싸고 있는 근육과 인대에 대한 수축과 이완작용을 거듭함으로서 그들 30여 개의 척추마디뼈에 응축된 원초적 생명력을 하나하나 일깨워 무병(無病)으로 장수할 수 있는 길을 열어 놓게 된다.

또한 둔부가 들린 채로 누워 있게 되면 30여 개의 척추마디뼈를 감싸고 있는 근육과 인대가 밑으로 끌어당겨짐으로써 생긴 견인력이 몸 안의 기운을 골반과 다리 부위에다 축적시키는 과정에서 척추관과 그 주변 그리고 발바닥의 미세혈관까지도 소통시키는 소주천(小周天)이 이루어진다.

이에 비하여 인도요가에서는 억지로 숨을 참고 강한 기운을 가두어 놓는 강압적인 호흡법으로 척추마디뼈의 일곱 군데에 응축된 원초적 생명력을 일깨워 무병(無病)으로 장수할 수 있는 길을 열어 놓고자 한다.

제18장
하버드의대 학장의 경고

【현대문명과 코로나】

하버드의대 학장이 입학식 축사에서 한 경고의 내용은 다음과 같다. 인류는 겨우 40여 가지의 질병만을 정복했을 뿐 우리는 아직 감기조차 정복하지 못하고 있다. 알렉산드 플레밍이 항생제를 개발 이를 실제 사용한 것은 1940년대였다. 천연두의 종식은 1977년. 그리고 결핵, 콜레라, 장티푸스는 이제 겨우 통제할 수준에 이르렀다. 사스와 메르스도 이제 강력한 변종이 출현해 인류의 미래를 사정없이 흔들어 댈 것이다. 진화는 변이(變異)이고 변이(變異)는 균형을 깨는 과정이다. 코로나19는 하나의 경고일 뿐이다.

【보이지 않는 적】

2020년 4월 10일자 『조선일보』에 게재된 '송호근의 분석'의 내용이다.

문명은 보이는 적과의 전쟁에서 취득한 전리품이다. 무적의 상징인 루즈벨트 항공모함이 무기력 하게 운항을 중단했다. 한 발의 미사일 위협도 없었다. 보이지 않는 적에게 무장해제를 당한 것이다. 이제 세계는 비가시적 전쟁에 돌입한 상태다. 그 전쟁비용은 상상을 초월한다. 백 년 전 스페인독감으로 5억 명이 감염되었고 5천만 명이 사망했다. 코로나 19의 충격은 생산과 소비의 세계적 분업 네트워크를 여지없이 망가뜨려 대단위 자동차 기업이 산소호흡기 하나 못 만들고 있다. 생산의 연쇄 고리가 끊기면 부국이든 빈국이든 기업 파산과 실업자의 양산을 피할 수 없다. 미국은 4월 17일 현재 실업자가 2천 2백만 명을 돌파했고 중국에서는 2억 명이 직장을 잃었다.

부품과 자원을 해외에 의존하는 한국은 지금 초비상이다. 한국은 적시의 정부 개입과 의료 인력의 헌신적인 봉사, 자원의 자발적 동원력으로 초기의 위기를 막아 냈다. 2개월간의 분투로 의료 인력은 지칠 대로 지쳤다. 2파가 들어 닥치게 되면 의료진의 탈진은 말할 것 없고 세계에서 극구 칭송을 받고 있던 한국형 방역모델도 그대로 무너지게 될 것이다.

전 인류를 파국으로 몰고 가고 있는 바이러스가 이러한 무소불위의 위력을 보이게 된 것은 단세포미생물인 바이러스는 다음과 같은 생태학적인 특징을 가졌기 때문이라고 생각된다.

35억 년 전에 이 지구상에 처음으로 모습을 드러내었던 단세포미생물들은 그들의 연약한 몸으로는 감당하기가 힘든 재난을 거듭해서 겪게 되자 그러한 가혹한 환경을 극복하면서 얻었던 생존의 기술 그리고 정보와 지식을 그들의 유전자에다 고스란히 축적시키게 된 것은 당연한 생존 전략이었다.

그들의 생존 전략으로 인체 내에다 마련하였던 보금자리에서 편안한 생활을 누리다가 인간들이 만든 항생제가 어느 날 느닷없이 들어 닥치게 되자 미처 영문도 모른 채 떼죽음을 당하는 대참사를 연이어서 겪게 되었다.

인체 내에다 마련한 보금자리를 지키고 그들의 종족을 제대로 보존하기 위해서 실패를 거울삼아 인간이 쉽사리 백신을 만들 수 없도록 한 것이 바로 코로나류의 바이러스이다. 코로나 바이러스는 형태가 변화무쌍한 RNA 바이러스다. 원형(原形)의 항체(抗體)가 없어 항체(抗體)백신을 만들기가 사실상 어렵고 설령 만들어 놓는다고 할지라도 그들 유전자의 염기서열을 바꾸어 새로운 모습으로 나타나게 된다. 이제 단세포미생물과 인류 사이에는 생존이 걸린 싸움이 시작되었고 그 싸움의 시초가 바로 코로나 바이러스의 출현이다.

전문가 집단이 얘기하듯이 1파가 들이닥치게 되자 그들과 맞서 싸울 수 있는 무기가 마련되지 않아 온 지구가 파국으로 내몰리고 있는 것이다. 서로의 생존이 걸려 있는 싸움에서 승리하기 위해서는 먼저 그들의 생태학적인 특성과 함께 그들의 성장과정에서 나타났던 취약점을 알아보는 것이 급선무가 된다.

『개미』의 저자 베르나르 베르베르가 지은 저서 가운데『절대적이며 상대적인 지식의 백과사전』에는 그들의 생태학적인 특성과 함께 그들의 성장과정에서 나타났던 취약점을 알아볼 수가 있는 자료들이 구축되어 있다.

제19장
절대적이며 상대적인 지식의 백과사전

『개미』의 저자 베르나르 베르베르가 지은 저서 가운데『절대적이며 상대적인 지식의 백과사전』에는 다음과 같은 기록이 있다. 이 지구상에 바이러스와 같은 단세포미생물이 출현한 것은 35억 년의 기나긴 역사를 가지고 있고 인간이 지상에 나타난 것은 불과 600만 년밖에 안 된다. 따라서 인간이 태어나기 전에는 물론이고 인간이 태어난 이후에도 세상을 지배한 것은 그들 단세포 미생물이었다.

영활한 단세포 미생물인 바이러스는 세포핵 속애다 자리 잡고 앉아 당분을 가로채 무위도식하면서 온갖 해코지를 저질러도 이를 박멸할 수 없었다. 고단위 항생제가 개발되어 들이닥치면 그들의 유전자(DNA)의 염기서열을 변환시켜 바로 내성(耐性)을 획득하였기 때문이다.

그러한 바이러스가 '산소'를 만나기만 하면 그들의 몸이 여지없이 불태워지는 것은 세포들의 진화과정에서 탈락한 무리이기 때문이다. 단세포 미생물이 다세포로 진화하기 위해서는 폭발적인 에너지를 가진 '산소'를 몸 안으로 수용하는 과정에서 거기에 따른 값비싼 희생이 따르는데 그들은 다세포 생물로서의 진화과정을 포기하고 '산소'를 피할 수 있는 깊은 바닷속이나 땅속 또는 동물의 내장 안에다 그들의 보금자리를 마련하였던 것이다. 따라서 그들 바이러스는 생육에 산소(O_2)를 필요로 하지 않는 미생물이라는 뜻에서 혐기성 미생물(嫌氣性 微生物)이라고 한다.

혐기성 미생물(嫌氣性 微生物)인 코로나 바이러스는 산소포화도가 95% 이상으로 정상이면 생존할 수 없게 되어 인체는 면역력을 갖게 된다. 2020년 5월 3일 현재 중앙방역당국은 완치로 판정을 받은 환자 가운데 재양성자만 340명에 달하고 있고 3차 양성판정을 받은 환자도 3명에 이르고 있다는 것을 발표한 바가 있다.

현대의학이 가진 모든 역량을 집중해서 바이러스가 생존할 수 없도록 산소포화도를 95% 이상을 올리는 데에는 비록 성공을 거두었으나 퇴원 후에는 다시 폐용적의 13%만 활용하는 얕은 호흡, 불완전한 호흡을 하게 되자 인체는 다시 영활한 바이러스가 안심하고 살 수가 있는 보금자리가 되었다는 것을 의미한다.

1940년대 느닷없이 들이닥친 페니실린으로 인해 영문도 모른 채 동족들이 떼죽음을 당하게 되자 영활한 바이러스들은 이에 대항해서 1년 만에 그들 항생 물질을 무력화시키는 내성(耐性)을 겨우 갖추어 놓게 되었다.

그러나 얼마 지나지 않아 인류들은 거기에 대항해서 암피실린, 세팔로스프린, 카파페놀 등 수많은 고성능 항생제를 연이어서 개발하게 되었고 그 때마다 영활한 바이러스들은 그들 고단위 항생제의 공격을 번번이 무력화시킬 수 있는 내성(耐性)을 갖게 되었다. 이러한 과정들이 오랜 세월을 두고 반복을 거듭하게 되자 코로나19 바이러스들은 인간들이 백신을 제대로 만들 수 없도록 고정된 원형의 항체가 없도록 만들었다고 생각된다. 새롭게 등장한 코로나류의 바이러스들에게는 고정된 원형의 항체가 없다 보니 제대로 된 항체 백신을 만들 수가 없었던 것이다.

제20장
봉쇄시대, 맨해튼 프로젝트

2020년 5월 6일 「연합뉴스」는 미국 최고의 과학자 10여 명과 억만장자들이 비밀단체를 만들고 코로나 바이러스19에 대한 해결책을 찾는 '봉쇄시대 맨해튼 프로젝트'라는 비밀 프로젝트를 시행 중이라는 월스트리트 저널의 보도를 게재한 바 있다.

이들은 제2차 세계대전 당시 원자폭탄을 개발했던 프로젝트의 이름을 빌려 왔지만 자신들을 '코로나를 멈추게 하려는 과학자들'이라고 부르며 코로나 펜데믹(대유행) 해법 찾기에 나섰다고 밝혔다. 과학자들은 생화학자, 신경 생화학자, 면역 생물학자, 역사 생물학자, 종양학자, 소화기학자, 역학 학자, 핵과학자 등 다양한 분야 전문가가 포함되어 있다.

이들 과학자 중의 한 명인 2017년도 노벨 수상자인 생물학자 마이클 로스바쉬가 자신이 가장 자격 미달이라고 할 만큼 과학자들의 면면은 쟁쟁하다고 한다. 이들 과학자들은 과거 에볼라 바이러스 치료에 사용하였던 강력한 약을 코로나19 치료에 사용할 것을 적극 권장하였고 이를 미국 식품의약국(FDA)과 미국국립보건원에서도 수용하였다.

하버드대 화학자이자 이 단체 회원인 스튜아트 슈바이브 교수는 "우리는 실패할 수도 있다. 하지만 성공한다면 세상을 바꿀 수도 있다"라고 밝혔다.

【코로나19 해소 방안】

영화 「인터스텔라」의 대사 중에는 다음과 같은 언급이 있다. "우린 방법을 찾을 것이다. 언제나 그랬던 것처럼(we will find a way, we allways have)"

· (1) 백신, 치료제 개발을 기다린다

코로나 바이러스는 형태가 변화무쌍한 RNA 바이러스다. 원형(原形)의 항체(抗體)가 없어 사실상 항체(抗體)백신을 만들기가 어렵고 설령 만들어 놓는다고 할지라도 그들 유전자의 염기서열을 바꾸어 새로운 모습으로 나타나게 된다.

전문가 집단이 얘기하듯이 1파가 들이닥치게 되자 그들과 맞서 싸울 수 있는 무기가 마련되지 않아 온 지구가 파국으로 내몰리고 있는 것이다. 인간이 섣불리 대응을 하게 되면 그들의 경각심을 높이게 되어 더욱 강력한 무기로 2파, 3파의 파상적인 공격을 가할 것은 자명하다. 그들의 생존이 걸려 있기 때문이다. 생존이 걸려 있기는 인류도 마찬가지다.

요약하자면 현재의 의료 수준으로 백신, 치료제 개발을 기다린다는 것은, 앞으로 2파, 3파의 파상적인 공격을 당할 때마다 온 지구가 파국으로 내몰리는 양상이 되풀이 된다는 것을 의미하게 된다.

• (2) 복식호흡 수련의 생활화

복식호흡 수련법은 다음의 세 가지로 나뉜다. ① 호흡역학을 이용한 복식호흡수련, ② 나무를 이용한 복식호흡수련, ③ 복식호흡기를 이용한 복식호흡수련이 있다. 기저 질환이 있는 중증 환자 그리고 위중 환자라고 할지라도 ① 호흡역학을 이용한 복식호흡수련과 ② 나무를 이용한 복식호흡법을 수련하는 데에는 별다른 어려움이나 문제가 없다고 생각한다. 중증환자 그리고 위중환자가 ③의 둔부가 자연스럽게 들리도록 고안된 복식호흡기 위에 둔부가 들려진 채로 편안하게 누워서 숨을 들이켜게 되면 들이켜는 숨이 몰라보게 길어지면서 토하는 숨 역시 길어지는 복식호흡이 자연스럽게 이루어진다.

둔부가 들린 채로 누워 있게 되면 30여 개의 척추마디뼈를 감싸고 있는 근육과 인대를 밑으로 끌어 당겨짐으로서 생긴 견인력은 근육과 인대로 된 기도(氣道)와 횡격막을 늘어뜨려 수련자의 의지와 관계없이 확장된 기도(氣道)를 통해 숨을 끌어들이는 힘으로 작용하기 때문이다. 다시 말하자면 중증 환자 그리고 위중 환자라고 할지라도 ③의 복식호흡기를 사용하는 데에는 별다른 어려움이나 문제가 없다고 생각된다.

복식호흡 수련으로 지속적으로 그리고 보다 많이 들이켠 대기 중의 산소는, 혈관 벽에 죽처럼 들러붙어 암과 기저 질환의 원인이 되고 있는 노폐물 그리고 몸 안에 침투한 바이러스를 산화, 연소시키게 되어 난치병의 근원을 소멸시켜 나가게 된다. 다시 말해서 비록 기저 질환으로 치료 중인 중증이나 위중 환자라고 할지라도 기저 질환의 악화로 사망에 이르는 환자는 없어지게 된다.

그리고 ①~③의 복식호흡 수련법을 택한 사람들은 그들이 비록 복식호흡을 생활화할 수 있는 단계에 이르지 않는다고 할지라도 복식호흡 수련으로 지속적으로 그리고 보다 많이 들이켠 대기 중의 산소는 산소포화도가 95%를 항상 유지하게 되어 바이러스에 대한 면역력을 갖게 된다. 또한 복식호흡 수련의 생활화는 생활 자체가 혈관소통으로 이어져 활발해진 혈액순환으로 면역력을 되살려 놓게 되어 자구노력으로 바이러스를 소멸시키게 된다.

• **(3) 혈관소통법을 이용하는 방법**

혈액은 영양분과 산소가 들어 있는 적혈구, 면역력의 핵심이 되고 있는 백혈구, 지혈작용을 하는 혈소판으로 이루어져 있다. 코로나 감염 환자의 약 80%는 자신이 코로나 바이러스에 감염된 줄도 모르고 지나가거나 또는 가벼운 증상을 보이고 있다고 한다.

따라서 이들 증상이 가벼운 환자들은 ① 사지견인운동을 이용한 혈관소통법 또는 ② 보행 중의 혈관소통법의 수련을 생활화하게 되면 수련을 시작한 지 얼마 되지 않아 활발해진 혈액순환으로 인체에 내재된 면역력을 되살려 놓게 되어 바이러스를 소멸시키게 된다. 또한 혈관소통법 수련을 생활화하게 되면 1회 호흡이 6여 초에 달하게 되고 1회 호흡에서 일어나는 폐의 환기량은 1000cc에 달하는 복식호흡을 하게 된다. 이로 인해 산소포화도가 95%를 항상 유지하게 되어 바이러스에 대한 면역력을 갖게 된다.

2020년 8월 10일 현재 국제통계사이트 월드오미터 집계에 따르면 전 세계 누적 코로나19 확진자는 2000만 331명이다. 누적 사망자는 73만 3139명으로 집계됐다. 첫 발병보고부터 확진자가 1000만 명이 될 때까지 6개월이 걸렸지만 1000만 명이 다시 늘어나기까지는 43일밖에 걸리지 않았다.

2020년 8월 2일 기준 미국, 영국, 유럽연합(EU), 일본 등은 아직도 임상시험 단계에 있는 코로나19 백신 13억 회분을 확보했다고 한다. 미 정부는 코로나19 백신 확보와 개발 지원에 지금까지 94억 달러(약 11조 원)를 쏟아부어 이미 확정된 물량만 7억 회분이고, 추가 주문 가능량까지 고려하면 훨씬 더 많은 분량을 끌어 모을 것으로 예상된다고 한다.

세계보건기구(WHO)는 "전 세계가 새로운 위험한 단계에 있다"라면서 "코로나19 바이러스는 여전히 빠르게 퍼지고 있고, 여전히 치명적이며, 여전히 다른 사람에게 전염되기 쉽다"라고 발표한 바가 있다. 방역을 강화하게 되면 경제가 죽고 경제를 살리자니 코로나19가 확산되는 딜레마에 처하고 있다.

결론은 다음과 같다. 이제 사람들에게는 선택의 길은 열려져 있다. 자구노력을 포기한 채 짓눌리고 불안한 마음으로 백신이나 치료제가 개발되기만을 그저 무기력하게 기다리고 있거나 또는 자구노력으로 자신의 적성에 맞는 복식호흡수련 또는 혈관소통법을 택하여 수련을 하는가이다.

복식호흡 수련 또는 혈관소통법에서 공통되는 사항은 막힌 혈관을 소통시켜 활발해진 혈액순환으로 암이나 갖가지 만성질환 그리고 바이러스 감염질환을 사전에 예방하거나 난치병이 발생하였을 때 자구노력으로 이를 극복하는 데 있다. 그리고 복식호흡의 생활화로 산소포화도가 항상 95%를 유지함으로서 바이러스에 대한 면역력을 갖도록 하는 데 있다.

이들 요건들을 동시에 충족할 수 있는 혁신적인 혈관소통방법으로 새롭게 고안한 것이 제43장에 수록된 '에너지와 氣의 회로도'이다. 혁신적인 혈관소통방법을 제3부에 별도의 장으로 수록한 것은 현재 독자들에게 제시한 방안만으로도 현재의 난경을 능히 헤쳐 나갈 수 있다고 믿기 때문이다. 그리고 복식호흡 수련 또는 혈관소통법 수련이 제대로 이루어졌을 때 비로서 혁신적인 혈관소통법으로서의 '에너지와 氣의 회로도'를 몸 안에다 구축할 수 있기 때문이다. 만일에 현재 제시된 방안으로 난경을 타개할 수 없을 때 그리고 미흡하다고 생각할 때에는 혁신적인 혈관소통법에서 반드시 난경을 해소할 수 있는 방안을 찾게 되리라고 생각한다.

사람들이 어떤 가능성과 목표를 정해서 노력한다는 것은, 인체에 내재된 생명력을 불러일으키는 계기가 된다. 어떠한 방법을 택하든 수련을 시작하게 되면 얼마 지나지 않아 혈관소통에서 오는 가시적인 효능을 직접 느낄 수가 있게 된다. 복식호흡수련 또는 혈관소통법을 수련하게 되면 수련한 지 얼마 되지 않아 활발해진 혈액순환으로 쌓인 피로를 풀어 주게 되고 나날이 기력을 증진, 강화하게 된다.

혈관소통에서 오는 가시적인 효능을 직접 대하게 되면 어떠한 난치병이나 어려움이라고 할지라도 이를 자구노력으로 극복할 수 있다는 강한 자신감과 긍지를 갖게 되어 생활 자체가 긍정적이고 활력에 넘치게 된다.

【코로나 사태 해결의 경제학】

2020년 5월 7일 건강보험공단은 가벼운 경증 환자의 치료 경비는 평균 331만 원, 중증 환자는 약 1천 2백만 원, 위중 환자는 최소 5천 5백만 원에서부터 7천만 원에 이른다는 것을 발표한 바가 있다. 중증 이상 환자부터는 음압격리병실을 이용하게 되고 검사, 투약, 인공호흡기, 투석, 에크모 등을 사용하는 데 소요되는 경비 때문이다.

사람이 살아가기 위해서는 필요한 대기 중의 산소를 기도(氣道)를 통해서 흡입해 들여야만 한다. 중증 환자, 위중 환자로 분류되면 필요한 대기 중의 산소는 사람의 능동적인 노력은 도외시되고 산소마스크나 산소 흡입장치를 통해서 산소를 공급하는 것이 주된 치료법이 되고 있다. 사람의 능동적인 노력을 도외시하고 있는 이유는 활발해진 혈액순환으로 코로나바이러스에 대한 면역력을 갖게 하는 다양한 형태의 혈관소통방법을 모르고 있기 때문이라고 생각한다.

요약하자면 코로나 바이러스 감염의심 환자 그리고 산소치료요법을 집중적으로 받고 있는 중증 환자와 위중 환자가 다양한 혈관소통 방법 중에서 자신의 적성에 맞는 혈관소통법을 택하여 수련하게 되면 현재 이루어지고 있는 치료행위를 측면에서 강력하게 지원하는 것이 되고 자구노력으로 이를 극복할 수 있는 길을 열어 놓게 된다고 생각한다.

그리고 치료 경비의 대폭적인 절감과 함께 열악한 환경 속에서 밤낮 없이 분투를 하고 있는 의료진의 노고를 대폭적으로 덜어 주는 것이 된다고 생각한다.

【새로운 통합의학】

2018년 통계청은 한국인의 사망 원인은 1위가 암, 2위가 심장 질환, 3위가 뇌혈관 질환, 4위가 폐렴으로 발표한 바가 있다. 2011년 보건복지부와 국립암연구센터에서는 평균 수명까지 생존할 경우, 암에 걸릴 확률은 3명 중에 1명이라고 발표한 바가 있다.

워싱턴 D. C.에 있는 조지워싱턴 대학병원의 독립된 건물에는 침술, 기공, 요가, 지압, 약초요법 마사지요법 등 10여 개 대체의학요법을 시행하는 '통합의학센터(Center for Intergrative Medicine)'를 운영하고 있고 U. C. 샌디에고 병원과 U. C. 어바인병원, 아리조나주립대 병원도 유사한 통합의학 센터를 운영하고 있다.

통합의학센터에서는 각 대체의학요법들이 가진 장점만을 취합해서 통합적인 방법으로 질병의 치료에 임하고 있음에도 불구하고 암이나 만성적인 질환 그리고 바이러스 감염 질환을 제대로 다스리지 못하고 있

는 이유는 현대의학과 대체의학에서는 물론 통합의학센터에서도 폐용
적의 13%만 활용하는 얕은 호흡, 불완전 호흡으로 질병이 생길 수밖에
없는 병리학적 요인 속에서 질병의 예방이나 치유의 방법을 찾고 있기
때문이라고 생각한다.

폐용적의 20% 내지 30%를 활용하는 복식호흡의 생활화는, 병리학적
요인으로 생길 수 있는 질병이 생기지 않도록 하는 사전 예방적 수단이
되고 설령 그러한 난치병이 병리학적 요인으로 생겼다고 할지라도 자구
노력으로 극복할 수 있는 길을 열어 놓게 된다.

하버드의대 학장이 입학식 축사에서 경고한 바와 같이 인류는 겨우
40여 가지의 질병만을 정복했을 뿐 우리는 아직 감기조차 정복하지 못
하고 있다. 천연두의 종식은 1977년 결핵, 콜레라, 장티푸스는 이제 겨
우 통제할 수준에 이르렀다.

전 세계를 파국으로 몰아가고 있는 코로나 사태는 위기임과 동시에 기
회이기도 하다. 인류가 그 동안 구축해 온 의료체계에 대한 전반적인 고
찰과 함께 근본적인 개혁을 요구하고 있다는 점에서는 기회이기도 하
다. 2020년 7월에 들어서서는 백신제에 대한 임상시험이 각 국가에서 활
발하게 이루어지면서 그의 개발 가능성이 점차 높아지고 있다.

그러나 코로나 백신제 개발 여부와 관계없이 누구나 쉽게 배우고 익힐
수 있는 복식호흡 또는 혈관소통법 수련을 생활화한다는 것은 인류의
시작과 함께 인류를 고통과 죽음으로 몰아넣고 있는 암이나 갖가지 만
성 질환 그리고 극성스러운 세균이나 바이러스 감염 질환을 근원적으로
소멸시킬 수 있는 최적의 그리고 최상의 방법이라고 생각한다.

제2부의 「복식호흡에 의한 난치병 치유사례」에는 시술자와 환자의 역할 분담과 환자의 자구노력으로 암과 만성 질환. 그리고 바이러스 감염 질환을 극복하게 된 사례를 귀납적인 방법으로 확인할 수 있도록 다수의 사례를 수록하고 있다.

【간단한 것으로 산을 옮긴다】

미국 생명공학연구센터에서는 사람이 살아가는 데 필요한 에너지의 93%는 호흡을 통해서 충당하고 암과 만성 질환의 원인이 되고 있는 몸 안의 독성물질은 호흡을 통해서 70%를 배출한다는 것을 발표한 바가 있다.

코로나19 사태가 걷잡을 수 없이 파국으로 치닫게 되자 연일 TV방송이나 언론매체에서는 앞다투어 면역력 강화의 일환으로 각종 기능성 식품들이 소개되고 있다. 우리나라 사람이 건강증진이나 질병 예방을 위해 가장 많이 복용하는 제품은 인삼, 홍삼, 종합비타민, 글루코사민, 청국장 분말, 유산균 정제, 비타민 C, 칼슘제, 매실 추출물 등으로 나타났다.

이와 같은 결과는 대한 보완 통합의학회(회장 이성재 고려대 의대 교수)가 여론 조사기관인 리서치 사에 의뢰해 전국의 성인 남녀 3천 명을 대상으로 실시한 보완 대체요법 이용실태 조사에서 밝혀졌다.

혈액은 영양분과 산소가 들어 있는 적혈구, 면역력의 핵심인 백혈구, 지혈작용을 하는 혈소판으로 이루어져 있다. 따라서 혈액순환이 제대로 이루어져야만 인체는 생체기능을 유지하게 되고 암과 바이러스에 대한 면역력을 갖게 된다. 다시 말해서 현재 이루어지고 있는 면역력 강화 방안만으로는 코로나 감염 질환을 사전에 예방하거나 치유의 길로 이끌 수가 없게 된다.

그럼에도 위와 같은 면역력 강화 방안이 연일 홍보매체를 통하여 소개되고 있는 이유는 막힌 혈관을 소통시켜 활발하게 혈액순환을 시킬 수 있는 방법을 개발하지 못하였기 때문이라고 생각한다.

전 세계를 파국으로 몰아가고 있는 코로나 사태 해소를 위해 온갖 방법이 동원되고 있는 가운데 누구든지 실천 가능한 방법으로 이를 해소할 수 있는 최적의 그리고 최상의 방법이 바로 새로운 복식호흡이나 혈관소통법 수련의 생활화라고 생각한다.

전문가들만이 사용하던 PC를 일반인들도 사용하게 만들고 스마트폰 시대를 열어 인류의 라이프 스타일을 혁신시킨 스티브 잡스가 한 말 가운데에는 다음과 같은 말이 있다.

"단순함은 복잡함보다도 더 어렵다. 생각을 명확히 하고 단순하게 만들려면 정신을 집중해서 열심히 노력해야 한다. 생각을 단순하게 만들 수 있는 단계에 도달하면 산도 움직일 수 있다" 요약하자면 누구든지 쉽게 배우고 익힐 수 있는 복식호흡이나 혈관소통법 수련의 생활화는 단순한 것으로 산을 움직이는 역할을 하는 셈이 되고 인류의 라이프 스타일을 바꾸어 놓게 된다고 생각한다.

"아침이면 기쁨이 오리로다"라는 말이 성경에 기록되어 있다. 과연 그러한 일이 일어날까? 만일에 그러한 기대나 희망조차 없다면 나날이 생명이 잦아드는 만성 질환자와 생명이 경각에 달려 있는 암 환자들 그리고 앞길이 막막한 코로나 바이러스감염 환자들은 얼마나 세상이 적막하고 공허하게 느껴질까?

복식호흡 또는 혈관소통법수련의 생활화는 우리 몸 안에 내재되었던 생명력을 불러일으키는 계기가 되고 이들 난치병을 스스로의 힘으로 극복하게 된다. 이로 인해 어떠한 장애나 난관이라고 할지라도 스스로의 힘으로 극복할 수 있다는 자신감과 긍지를 갖게 되어 매일 아침 떠오르는 밝은 태양과 함께 그 기쁨을 온몸으로 느끼게 될 것이다.

암과 바이러스를
소멸시키는
복식호흡

제2부

복식호흡에 의한
난치병 치유사례

제21장
복식호흡으로 말기 간암이 극복되다

2001년 9월 형님의 나이 67세가 되던 해에 10여 년 넘게 당뇨병 질환으로 매일 인슐린 주사를 맞고 있는 상태에서 대학병원에서 실시한 암 조직검사 및 CT촬영에서는 가로와 세로, 9.5㎝와 10㎝ 크기의 B형 바이러스 말기 간암으로 확진되었고 6개월의 시한부 생명임을 선고받은 형님에게 마지막 투병수단으로 권고한 것이 입으로 길게 숨을 토하는 복식호흡법의 생활화였다.

호흡은 자율신경의 지배를 받고 있다. 따라서 형님에게 평소에 익숙하던 호흡법을 그만두고 새로운 호흡법을 권장하기 위해서는 왜 그러한 호흡법이 필요한지 또한 그러한 생소한 호흡법을 생활화하게 되면 현대의학으로도 어쩔 수 없는 난치병을 해소할 수 있는지의 여부를 명확하게 형님에게 인식시키는 것이 무엇보다도 중요했다. 그리고 그 이론적 근거로 제시한 것이 노벨상을 수상한 세계 석학들의 연구논문 내역들이었다.

1931년 노벨 생리의학상을 수상한 독일의 옷토 바르부르크박사는 '세포호흡에 관한 연구'를 통해서 혈액 중의 산소부족으로 세포가 당분을 제대로 산화, 연소시키지 못하게 되면 혈관 벽에 노폐물이 죽처럼 들러붙어 암과 만성 질환의 원인이 된다는 것을 발표한 바가 있다.

　따라서 암과 만성 질환 그리고 오늘날 극성을 부리고 있는 바이러스 질환을 극복할 수 있는 유일한 방법은 대기 중의 산소를 지속적으로 그리고 보다 많이 들이켤 수 있는 새로운 복식호흡을 고안하여 이를 생활화하는 것만이 유일한 해소책이 된다.

　새로운 복식호흡을 고안하여 이를 생활화하게 되면 지속적으로 보다 많이 들이켠 대기 중의 산소는 암과 만성 질환의 원인이 되고 있는 노폐물은 물론 몸 안에 침투한 바이러스를 산화, 연소시키게 되어 현대의학으로서도 어쩔 수 없는 난치병을 소멸시켜 나가게 된다.

　또한 복식호흡의 생활화는 생활 자체가 혈관소통으로 이어지게 된다. 이로 인해 활발해진 혈액순환으로 인체에 내재된 면역력과 자연치유력을 되찾게 되면 환자의 자구노력으로 암과 바이러스 질환을 극복할 수 있게 된다는 것을 노벨상을 수상한 세계 석학들의 논문이 이를 뒷받침하고 있다.

　1996년 생리학, 의학 부문의 노벨상은 오스트레일리아의 피터 도어티와 스위스의 롤프 칭커나겔에게 수여되었다. 두 사람은 면역력의 핵심이 되는 백혈구가 암세포와 바이러스에 감염된 세포를 공격하여 제거하지만 정상세포는 그대로 둔다는 것을 밝혀낸 공로 때문이다.

　면역력의 핵심은 백혈구에 속하는 면역세포이다. 백혈구에 속하는 대식세포, 호중구, 호염구, 단핵구, 킬러세포, 마이크로 파지 등 면역세포들은 물론이고 인체를 구성하고 있는 60여 조개의 모든 세포들은 조밀한 모세혈관 망으로 둘러싸여 있다. 따라서 몸 안의 혈액이 제대로 순환되어야만 백혈구에 속하는 면역세포들이 모세혈관을 통해서 산소와 당분을 공급받게 되어 비로소 면역세포들이 100%의 전투력을 갖게 되어 암세포와 바이러스에 감염된 세포를 공격하여 박멸시킬 수가 있게 된다.

오늘날 암과 바이러스 질환이 현대의학으로서는 물론이고 이를 대신할 수 있다는 한방이나 대체의학으로도 어쩔 수 없는 난치병이 되고 있는 이유는 몸 안의 혈액을 제대로 순환시킬 수 있는 방법을 아직까지도 개발하지 못하고 있기 때문이다. 그리고 형님에게 복식호흡수련법을 다음과 같이 설명하였다.

인체는 일정한 부피와 용적을 가지고 있는 유기체이고 또한 일정한 압력을 유지하려는 항상성을 가지고 있다. 입으로 길게 숨을 토하게 되면 몸 안의 압력이 현저히 낮아져 그 낮아진 압력을 충당하고자 코로 들이켜는 숨이 수월하게 이루어지면서 보다 많은 대기 중의 산소를 지속적으로 끌어들이게 된다.

지속적으로 보다 많이 들이켠 대기 중의 산소는 혈관 벽에 들러붙어 암과 만성 질환의 원인이 되고 있는 노폐물 그리고 몸 안에 침투한 세균과 바이러스를 맹렬하게 태워 그 폐기물인 독성을 입으로 길게 토하게 된다.

또한 입으로 길게 숨을 토하는 복식호흡의 생활화는 생활 자체가 혈관소통으로 이어지게 되면서 활발해진 혈액순환으로 인체에 내재된 면역력과 자연치유력을 되살려 놓게 된다. 따라서 암과 같은 난치병 그리고 바이러스 질환이라고 할지라도 이를 극복할 수 있느냐의 여부는 환자 자신의 자구노력으로 복식호흡을 생활화할 수 있느냐의 여부에 메이게 된다. 그리고 복식호흡의 생활화는 생각만큼 어렵지는 않다. 입으로 길게 숨을 토하게 되면 굳었던 마음과 몸까지도 풀어 주기 때문에 집에서 책을 읽거나 TV를 시청하면서도 그리고 길을 걸어가면서도 할 수 있기 때문이다.

요약하자면 호흡역학을 이용한 복식호흡의 고안은 세계 석학들의 연구논문이 있었기에 비로소 가능하게 되었다. 그리고 시한부 생명으로까지 몰렸던 형님이 모든 노력과 정성을 복식호흡 수련에다 기울이게 된 것 역시 세계 석학들의 연구논문이 있었기에 비로소 가능하게 되었다고 생각한다.

【말기 간암의 치유과정】

간암의 종양이 2㎝ 크기가 2개 이상 있고 혈관에 침윤이 진행된 경우에는 3기에서 4기로 판단된다고 한다. 그리고 작은 암 세포군이 자라고 있고 혈관에 침윤이 진행되는 과정이므로 5년 생존율은 10% 정도에 지나지 않는다고 한다. 더구나 10여 년 계속된 당뇨 질환으로 매일 같이 인슐린 주사를 맞고 있는 환자가 B형 바이러스 간암 말기로 6개월의 시한부 생명임을 판정받았다고 한다면 치유의 희망은 더욱 어렵다고 생각한다.

그것은 당뇨병 질환의 악화는 혈액 중의 고혈당으로 인해 혈관과 신경을 갉아 먹어 신경조직을 파괴하고 혈관을 비롯한 세포조직을 죽게 만들고 있기 때문이다.

복식호흡을 수련한 지 불과 3개월여 만에 말기 간암이 궤멸되고 난 이후 2012년에 이르기까지 3개월마다 실시하고 있는 25여 개 항목에 걸친 종합검진에서는 그 결과가 모두 기준치에 적합하다는 판정을 받았다. 당뇨 질환은 암의 궤멸 이후에도 그대로 계속되고 있어 스스로 매일 인슐린 주사를 놓고 있고 세심한 혈당관리를 하고 있다.

환자가 입으로 길게 숨을 토하는 복식호흡을 시작한 지 1개월여 만에 환자의 몸에서는 독성이 쏟아져 나와 옆에 있는 사람들이 그 독성을 맡을 수 없는 지경에 이르렀고 40여 일 만에 2차 색전술을 받기 위해 정밀검사를 한 결과 간암은 가로, 세로가 8㎝와 8㎝로 줄어들었고 전체의 크기는 3분의 2로 축소되었다. 그리고 만 3개월 되는 날, 3차 색전술을 받기 위해 병원에서 실시한 정밀검사에서 간암은 궤멸된 것으로 확인되었고 이 시점을 전후해서는 몸에서 발산되는 독성은 없어진 상태가 되었다.

고려신학대학 의과대학 부속병원인 복음병원에서는 암 환자 치료의 모범 사례로 선정되었고 부산, 경남지방에서 방영되는 SBS, KNN TV에서는 2008년 4월 12일, 그 치유 사례가 소개되기도 하였다. 간암의 궤멸 이후 3개월마다 실시하는 종합검진에서 모든 항목에 걸쳐서 정상수치를 보였던 환자가 2013년에 이르러 간암이 재발된 바 있었으나 입으로 길게 숨을 토하는 복식호흡을 다시 시작한 지 3개월여 만에 이를 극복한 바 있었다. 간암이 재발된 것은 환자가 복식호흡을 그만두고 단전호흡법에서 하고 있는 억지로 숨을 참는 강압적인 호흡법으로 다시 되돌아갔기 때문이라는 것이 밝혀졌다.

　말기 간암으로 만사를 포기하고 있었던 형님이 막상 복식호흡을 수련한 지 불과 3개월여 만에 치유의 길로 들어서게 되자 당사자인 형님은 물론 나 자신도 처음에는 도저히 믿을 수 없었다. 형님은 다른 두 곳의 종합병원에서 정밀검사를 받고 나서야 비로소 이를 실감할 수 있게 되었다.

제22장
복식호흡으로 말기 난소암이 극복되다

2014년 4월 중순에 부산 성지곡 공원에서 만나 보게 된 67세의 K 부인은 부산, 기장군에 있는 한국원자력병원에서 난소암과 비장암 4기로 판정받은 바 있었다. 난소암, 비장암의 크기가 이미 각각 7㎝에 이르고 간과 폐 그리고 전립선에까지 암이 전이된 막다른 상태에 이르게 되자 병원에서는 마지막 수단으로 환부를 제거하는 수술을 하고자 하였으나 면역세포인 호중구의 수치가 현저히 떨어지고 면역력이 약화되었다는 이유로 수술이 불가능하다는 판정을 받은 바 있었다.

내가 말기 난소암과 비장암 환자를 만나게 된 것은 원자력병원에서 마지막으로 제대로 수술을 받을 수 있도록 면역력을 높여 달라는 부탁을 차마 거절할 수가 없었기 때문이었다. 손끝에다가 氣를 모은 수기요법으로 환자의 심폐기능과 척추기능을 활성화시키면서 복식호흡을 직접 지도한 것은 2014년 4월 23일부터 2014년 6월 5일까지 전후 43일 동안 6

회에 달한다.

그리고 K 부인은 난소암, 비장암 수술 전까지 예정된 항암치료는 계속되고 있었다. 놀라운 이변은 2014년 6월 17일 수술을 할 때에 일어났다고 한다. 병원에서 막상 집도를 해서 환부를 열어 보니 각기 7㎝ 크기의 난소암과 비장암의 덩어리가 이미 없어지고 1㎝ 미만의 작은 흔적만이 남았다고 한다. 그리고 폐에 전이된 암도 없어지고 간과 전립선의 암은 그 크기가 현저히 줄어들었다고 한다.

그러나 개복 수술 이후에도 병원의 권유로 항암치료는 2014년 말까지 이어졌다. 2015년에 들어서서는 병원의 권유에도 환자가 스스로 이를 중단한 채 2020년에 이르기까지 건강한 생활을 영위하고 있다.

대한부인학회 종양학회에 따르면 치료 후 난소암 재발률은 50% 내지 75%로 난소암 환자는 평균 2회 정도 재발하기 때문에 재발방지를 위한 항암치료가 계속되어져 환자의 삶의 질은 2.82(10점 만점)로 떨어진다고 한다.(삼성 서울병원 배덕수 교수) 환자가 재발의 위험으로부터 벗어나게 된 것은 먼저 입으로 길게 숨을 토하는 복식호흡을 생활화하고 있었기 때문이라고 생각된다.

【역할 분담과 환자의 자구노력】

시술자는 손끝에다 氣를 모은 수기요법으로 환자의 심장 경락과 폐경락 그리고 등 뒤의 경락줄기 위의 경혈점을 짚어 환자의 심폐기능과 함께 척추기능을 활성화시키고 아랫배로 통하는 숨길을 열어 놓아 복식호흡이 수월하게 이루어지도록 한다.

따라서 시술자가 할 수 있는 것은 환자의 자구노력이 이루어지도록 그 여건을 조성하는 것뿐이고 손끝과 발끝에 이르는 모세혈관은 환자가 스스로 복식호흡을 생활화함으로써 막힌 혈관을 소통시켜 인체에 내재된 자연치유력과 면역력을 되살려 놓아야 한다. 따라서 말기 간암 또는 말기 난소암, 비장암을 극복할 수 있는지의 여부는 환자 스스로 복식호흡을 생활화할 수 있는지의 여부에 좌우된다는 것을 철저히 각인시키지 않으면 안 된다.

그리고 복식호흡을 생활화할 수 있도록 하기 위해서 제시한 이론적 근거는 노벨상을 수상한 논문의 내역이었다. 그리고 노벨상을 수상한 논문의 내역들은 시한부 생명임을 선고받았던 환자에게는 앞길을 밝혀 주는 횃불이 되었고 생명을 되살리는 복음이 되기에 충분하였다고 생각한다.

그것은 인체에 내재된 면역력과 자연치유력을 되살리게 되면 암과 난치병인 바이러스 질환까지도 능히 극복할 수 있다는 것을 내용으로 하고 있기 때문이다. 인체에 내재된 면역력과 자연치유력을 되살리기 위해서는 혈액순환이 제대로 이루어져야 한다는 것 그리고 혈액순환이 제대로 이루어지기 위해서는 손끝과 발끝에 이르는 미세혈관을 소통시키는 것밖에 없다는 것. 또한 손끝과 발끝에 이르는 미세혈관의 길이만도 지구 둘레의 두 바퀴 반이나 되는 10만 킬로미터가 되기 때문에 집에서 책을 읽거나 TV를 시청하면서도 그리고 길을 걸어가면서도 먼저 입으로 길게 숨을 토하는 복식호흡을 생활화하는 것만이 난치병인 암을 극복할 수 있는 유일한 길임을 환자는 물론 환자의 가족에게 각인시켰다.

특히 환자의 가족에게는 입으로 길게 숨을 토하는 복식호흡의 생활화가 이루어지고 있는지의 여부를 매일 같이 확인하고 호흡법의 중요성과 그 필요성을 환자에게 일깨워 주는 것이 환자를 살리는 유일한 길임을 환자의 가족을 만날 때마다 거듭 명심하도록 하였다.

자신의 고질적인 질환을 고치기 위해 어떤 가능성과 희망을 바라보고 그 목표를 정해서 노력한다는 것은, 몸 안의 생명력을 불러일으키는 요인이 된다. 그리고 우리 몸 안에 내재되었던 생명력은 몸 안에서 일어나는 가시적인 효능을 보이면 더욱 고양된다.

가시적인 변화는 아랫배로 통하는 숨길이 트이면서 찾아온다. 아랫배로 통하는 숨길이 트인 후에 입으로 길게 숨을 토하는 복식호흡을 생활화하게 되면 몸 안에서 일어나는 활발해진 산화, 연소작용으로 입안이 마르고 씁쓸해지는가 하면 입술과 혀끝이 맵고 따가움을 느낄 때가 있게 된다. 이는 혈관 벽에 들러붙어 암과 만성 질환의 원인이 되고 있는 노폐물을 보다 많이 그리고 지속적으로 공급된 대기 중의 '산소'로 활발하게 산화, 연소시키게 되자 그 폐기물인 독성이 입을 통하여 배출되고 있기 때문이다.

제23장
복식호흡이 면역세포에 미치는 영향

후배의 간청에 어쩔 수가 없어 환자의 면역력을 높이는 기공치료에 임하게 되자 환자의 딸(부산시 교육청 공무원)에게 환자의 복식호흡수련이 진행되고 있는 동안 환자에게 일어나는 병의 진행과 함께 면역세포인 호중구의 수치변화를 자세히 기록하여 줄 것을 부탁하였고 환자의 가족은 병원에서 단계별로 이루어지는 종합검진결과를 자세하게 정리하여 주었기에 비로소 환자의 치병일지를 작성하게 되었다.

환자 가족이 정성스럽게 작성한 치병일지에는 매 단계 항암치료가 이루어진 이후의 면역세포인 호중구 수치가 정확히 기록되어 있고 또한 항암제 후유증을 벗어나기 위해 호흡수련에다 집중적인 노력을 기울인 결과 나타나는 호중구의 수치변화도 일목요연하게 기록되어 있어 면역력의 변화과정 그리고 복식호흡의 효능을 확인할 수 있는 귀중한 의학적 자료가 된다고 생각한다.

뒤늦게 알게 된 것이지만 한국원자력병원에서는 암의 수술 여부를 결정하는 기준은 면역세포인 호중구의 수치라는 것을 알게 되었다. 면역세포인 호중구는 활발한 아메바 활동으로 몸 안으로 침투한 세균과 바이러스 등의 이물질을 먹어 치우기 때문에 호중구가 부족하게 되면 각종 감염증을 일으키게 된다. 이로 인해 병원에서는 면역세포인 호중구의 수치가 암의 수술 여부를 결정하는 지표가 되었다고 생각된다.

또한 호중구는 바이러스나 세균 등의 항원이 몸 안으로 침입하게 되면 혈액 중에 있는 단핵구와 함께 혈관 밖으로 나가 대식세포로 분화되면서 박테리아, 세균, 곰팡이, 감염세포, 암세포와 노화된 세포, 죽은 세포 등을 먹어 치우는 면역체계의 핵심이 되어 있고 면역능력을 측정하는 지표가 되기 때문에 호중구의 수치를, 암의 수술 여부를 결정짓는 지표로 삼았다고 생각된다.

정상인의 백혈구 수치는 4천에서 1만, 그리고 호중구의 정상 수치는 2000~4500이라고 한다. 그러나 감염 환자나 치료회복 중일 때에는 그 기준치는 가변적이라고 한다. K 부인의 경우, 연이은 항암제 치료의 후유증으로 호중구의 수치는 100에서 200 사이에 머물러 있어 환부를 도려내는 수술 자체가 불가능한 상태였다.

환자가 복식호흡을 생활화함으로써 몸 안에서 일어나는 면역세포인 호중구의 수치변화는 바로 면역력의 변화과정 그리고 면역력의 구축정도를 판단할 수 있는 기준이 된다고 생각한다.

【호중구 수치의 변화과정】

환자에게 손끝에다가 氣를 모은 수기요법으로 환자의 심폐기능을 활성화시키면서 복식호흡을 직접 지도한 것은 2014년 4월 23일부터 2014년 6월 5일까지 전후 43일 동안 6회에 달한다. 그리고 K 부인은 난소암, 비장암 수술이 있기 전까지 면역력을 높이는 치료와 함께 항암제 치료는 계속되고 있었다. 화학요법으로 이루어지는 항암제는 암세포를 표적으로 삼지만 그 과정에서 백혈구, 적혈구, 혈소판을 살상함으로써 항암제 치료 후 1주 내지 2주가 되면 면역세포인 호중구의 수치는 최저로 떨어지게 된다.

면역세포인 호중구의 수치가 최저로 떨어지게 되면 다음의 항암제 치료를 위해 다시 호중구의 수치가 정상이 되도록 손끝에다가 氣를 모은 수기요법으로 전력을 다하게 되었고 환자 역시 복식호흡 수련에다가 전력을 다하게 되었다.

참고로 부연하자면 면역세포인 호중구의 수치 변화과정은 다음과 같다.

2014년 4월 23일 환자와의 첫 상면 시 환자의 면역세포인 호중구 수치는 계속된 항암제 치료로 인해 수술이 불가능한 100~200 미만이었다.

2014년 6월 17일 병원에서의 개복수술 당시에는 면역세포인 호중구의 수치는 개복수술이 가능한 2000 단위였다. 놀라운 이변은 2014년 6월 17일에 일어났다.

병원에서 막상 집도를 해서 환부를 열어 보니 각기 7㎝ 크기의 난소암과 비장암의 덩어리가 이미 없어지고 1cm 미만의 작은 흔적만이 남았다고 한다. 그리고 폐에 전이된 암도 없어지고 간과 전립선의 암은 그 크기가 현저히 줄어들었다고 한다. 그러나 수술 이후에도 병원의 권유로 항암치료는 2014년 말까지 이어졌다.

2014년 7월 30일 항암제 치료 후의 호중구의 수치는 102였고 2014년 8월 25일 항암제 치료 후의 호중구의 수치가 146이었다.

2014년 9월 15일의 종합검진에서는 호중구의 수치는 3451이었고

2014년 10월 1일의 종합검사에서는 호중구의 수치는 9000이었다.

2014년 10월 6일의 종합검사에서는 호중구의 수치가 2900으로 확인되었다. 10월 1일의 검사에서 호중구의 수치가 9000이나 되었던 것은 다음과 같은 사정이 있었다.

【암 환자의 선택이 중요하다】

단계별로 이루어지는 항암제 치료의 후유증을 해소하기 위해 환자를 만나게 되면 바람이 부는 숲속임에도 불구하고 환자의 몸에서 발출되는 독성으로 눈을 제대로 뜰 수가 없었고 환자가 내뿜는 독성으로 내부장기가 굳어져 소화 장애를 일으키는가 하면 얼굴은 환자의 독기로 검게 변하기까지 하였다.

2014년 9월 13일 9번째 환자를 만나 성지곡 공원에서 기공치료를 할 때였다. 환자와 그 가족들이 모인 자리에서 내가 한 말의 요지는 다음과 같다.

2014년 4월 23일부터 2014년 6월 17일 수술 전까지 전후 43일 동안 환자의 자구노력으로 이루어진 복식호흡의 집중적인 수련과 여섯 차례의 기공치료로 이미 난소암과 비장암의 큰 덩어리는 없어졌음에도 불구하고 항암치료는 그대로 진행되고 있다.

그리고 항암치료가 있을 때마다 면역세포인 호중구의 수치는 100 내지 200 미만에 이르게 되면서 환자는 통증으로 시달리고 있고 기력이 탕진되어 걸음도 제대로 걷지 못하는 최악의 상태로 떨어지고 있다. 그리고 그 후유증을 있는 힘을 다한 기공치료로 해소시켜 놓으면 다시 항암치료가 되풀이되는 악순환을 거듭하고 있다.

이러한 악순환을 끊기 위해서도 환자와 가족들의 결단이 필요하다. 그것은 이미 여든을 바라보고 있는 고령의 나이로 내 기공능력에도 한계가 있기 때문이다.

2014년 9월 15일의 종합검진에서 호중구의 수치가 3451에 이르렀다는 것을 확인하게 되자 환자 가족은 2014년 9월 24일 원자력 병원을 방문하여 항암제 후유증으로 인해 더 이상의 항암치료는 받을 수 없다고 호소를 하였다고 한다. 이러한 환자의 호소에 대해 병원 측은 2014년 10월 1일의 종합검진을 통해서 앞으로의 항암치료 여부에 대한 최종 판정을 하겠다는 답변을 하였다고 한다.

2014년 10월 1일의 원자력 병원에서 실시한 종합검진의 결과가 나온 날은 2014년 10월 6일이었다. 그리고 2014년 10월 1일 당일 날 실시한 호중구의 수치가 놀랍게도 9000에 이르렀고 종합검사 결과가 나온 2014

년 10월 6일 당일 실시한 호중구의 수치가 2900으로 확인되었다.

그리고 병원에서는 암의 지수가 수술을 위한 개복 이전에 1149였던 것이 수술을 위한 개복 이후에는 37로 급감된 채 그대로 유지되고 있었다는 것이 확인되자 2014년 10월 6일 병원에서는 환자의 호전현상을 감안해서 앞으로는 항암제의 강도를 대폭 낮추어서 남아 있는 간과 전립선의 암을 치료하겠다는 것을 환자에게 제의하였고 환자 가족들도 이에 동의하였다고 한다.

10월 1일의 종합검진에서 호중구의 수치가 놀랍게도 9000에 이르렀던 이유는 앞으로의 항암제 치료 여부를 결정하는 2014년 10월 1일의 종합검진에 대비하기 위해서 환자와 그 가족들이 나에게 집중적인 기공치료를 부탁하게 되었고 나는 2회(9월 25일, 9월 28일)에 걸쳐 전력을 다하여 기공치료를 베풀었기 때문이라고 생각한다. 그리고 환자 역시 모든 노력과 정성을 복식호흡 수련에다 일편단심으로 기울였기에 비로소 가능하게 되었다고 생각한다.

호중구의 수치가 높아졌다는 것은 암과 바이러스와 싸울 수 있는 전투력의 증가로 볼 수가 있지만 어디선가 싸움이 커지고 치열해지고 있다는 반증이 되기도 할 것이다.

K 부인에게 다행이었던 것은 항암치료를 위해 병원에 입원하게 되면 같은 암 환자들끼리 6인실을 사용하게 되었고 환자들끼리는 동병상련격으로 서로가 터놓고 얘기들을 나누었다고 한다. 같은 처지에 있던 암 환자들이 하나둘씩 유명을 달리하는 것을 보고 죽음의 공포를 벗어나기 위해 환자는 호흡법 수련에다 온갖 노력과 정성을 기울였다고 한다.

환자는 병원의 권유로 항암치료는 2014년 말까지 이어졌다. 2015년에 들어서서는 병원의 권유에도 환자가 스스로 이를 중단한 채 2020년에 이르기까지 건강한 생활을 영위하고 있다.

【항암제 후유증】

고등학교 20년 후배인 김춘겸(金春謙) 씨는 부산대학교 법대를 나와 행정고시와 법원 사무관 시험에 동시에 합격 부산지방법원에서 고위직으로 공무원 생활을 마친 후 현재는 부산에서 '김춘겸(金春謙) 법무사무소'를 개설, 운영하고 있다.

처음 후배로부터 제안을 받게 되자 이미 여든을 바라보는 나이로 접어들었고 내 능력으로는 그러한 기공치료가 불가하다는 것을 얘기했음에도 불구하고 김춘겸(金春謙) 씨는 결코 물러서지 않았다. 2000년 11월 초순, 그의 형수인 K 부인이 어깨의 통증과 손가락 부위의 관절염으로 고통을 받게 되자 형수와 함께 나를 찾게 되었고 그의 형수는 내가 시도한 수기요법으로 오랫동안 고생하고 있던 질환으로부터 벗어날 수가 있었다고 한다.

2014년에 이르러 말기 난소암과 비장암으로 판정을 받고 난경에 처하게 되자 환자가 그때의 기공치료의 위력을 떠올리게 된 것이 다시 나를 찾게 된 연유가 되었다. 형수가 식당에서 고된 주방 일을 하면서 어렵게 대학교에 진학하도록 하여 공부시켰고 자기에게는 친누나와 같은 분이니 그 결과가 어떻든 내가 한번 만나서 최선을 기울여 줄 것을 간청하였다.

어쩔 수 없이 처음 내가 맡은 역할은 손가락 끝에다가 氣를 모은 수기요법으로 현저히 떨어진 면역세포인 호중구의 수치를 올려 주는 것이 당초의 목표였다. 항암치료가 끝날 때마다 환자는 거기에 따른 후유증으로 심한 변비, 소화불량, 오심(惡心)과 구토로 기력이 탕진되었고 진통제 없이는 걸음도 제대로 걷지 못하였다. 또한 머리에는 발진이 돋아나면서 진물이 흐르고 머리칼이 다 빠진 탈모상태였다.

항암치료에 따른 후유증이 생기게 되면 환자와 그 가족은 한결같이 내가 기공으로 그 후유증을 해소해 줄 것을 호소하였고 다음의 항암제 치료에 대비해 면역력을 높여 달라는 부탁이었다.

환자가 극심한 항암제 치료에 따른 후유증으로부터 벗어나고 난치병을 극복할 수 있었던 것은 극심한 후유증 속에서도 절박한 심정으로 복식호흡수련에다 전념을 할 수 있었기 때문이라고 생각한다.

난치병인 환자를 만나 비록 많은 고생을 하였으나 나 역시 배우고 익힌 바가 많았다. 환자의 치유과정을 보면서 내가 배운 것은 혈액순환이 제대로 되어야만 면역력과 자연치유력이 제대로 갖추어져 암과 같은 난치병을 극복할 수 있다는 것 그리고 이를 위해서는 환자가 자구노력으로 '먼저 입으로 길게 숨을 토해 내는 복식호흡'을 생활화할 때에만 비로소 가능하게 된다는 것을 재차 확인할 수 있었다.

제24장
담적증 환자 치병일지

【담적증 환자】

인터넷을 통하여 담적증과 관련된 자료를 검색해 보면 담적증 환자들은 다음과 같은 증세를 보이는 것으로 나타나 있다.

- 항시 가슴이 답답하고 이유 없이 심장이 두근거린다.
- 기운이 없어 조금만 움직여도 피로를 느끼게 된다.
- 가슴과 배꼽 주변을 만지면 덩어리처럼 딱딱하다.
- 불안, 초조하거나 우울증이 심하다.
- 위장 부위가 굳어져 가슴과 배가 차갑고 소화가 제대로 되지 않는다.
- 잠들기가 어렵다. 심한 불면증으로 잠을 깊이 못 잔다.
- 두통, 어지러움, 입에서 냄새가 난다.
- 자주 체한다. 위가 멈춘 듯한 느낌이 든다.
- 속이 쓰리고 아프다. 설사, 변비 등 대변이 고르지 않다.

- 머리가 맑지 못하고 두통이 자주 온다.
- 손과 발이 자주 저리고 차갑고 몸 안에 냉기가 느껴진다.
- 주로 아침에 얼굴과 손발이 잘 붓는다.
- 등과 어깨가 잘 뭉치고 뻐근하다.
- 소변 양이 적은데 자주 마렵다.
- 정상적인 성생활이 불가능하다.

우여곡절 끝에 내가 만나 본 담적증 환자들은 위에 열거한 증상 중에 적어도 반 이상으로 되어 있어 기공이나 호흡법으로도 어쩔 수가 없게 된다. 비록 손끝에다 氣를 모은 수기요법으로 몸통 앞쪽의 굳어지고 맺혀 있는 부위를 힘써 소통시켜 놓더라도 그 효능이 오래가지 않았다.

부산 성지곡 공원의 숲속에서 환자들을 만나 둔부가 자연스럽게 들리도록 고안된 복식호흡기의 효능을 점검하는 자리에서 담적증 환자들이 복식호흡기를 사용하지 않고서도 불과 일주일여 만에 코로 숨을 들이켤 때에는 복부가 부풀어 오르고 입으로 숨을 토하게 되면 복부가 다시 제자리로 되돌아가는 완벽한 형태의 복식호흡을 하게 되고 이로 인해 평시에 느끼던 더부룩하고 갑갑하였던 복부와 가슴속이 한결 시원해지고 무엇보다도 잠을 자면서도 숙면을 할 수 있게 되었다는 말을 잊지 않았다.

담적증 환자의 경우, 배꼽과 가슴 부위에는 굳어지고 단단하게 된 몇 가닥의 굵은 줄기들이 아랫배에 이르기까지 뻗어 있는 것을 쉽사리 확인할 수 있게 된다. 그리고 목과 어깨 부위에 걸쳐서도 근육과 인대들이 굳어져 있다는 것을 확인할 수가 있다.

한의학에서는 氣의 관로가 되는 경락줄기와 그 위의 경혈들이 굳어지고 맺히게 되면 혈액이 소통되지 않아 질병이 생긴다고 보고 있다. 몸통 앞면의 중앙에는 임맥(任脈)이 그리고 임맥(任脈)의 좌우에는 위경(胃經)과 신경(腎經: 콩팥)의 경락줄기가 얼굴에서부터 발끝에 이르기까지 수직으로 뻗어 있고 몸체의 뒷면의 척추에는 독맥(督脈)의 경락줄기가 그리고 독맥(督脈)의 좌우에도 각기 두 가닥의 경락줄기가 발끝에 이르기까지 수직으로 뻗어 있다. 이들 굳어지고 맺혀 있는 경락줄기와 그 위의 경혈들은 세계보건기구에서 적극 권장하고 있는 침술을 사용하더라도 경락줄기 위의 몇몇 개의 경혈들만을 겨우 소통시킬 수 있을 뿐이다.

인체는 200여 개의 뼈대로 이루어져 있고 이들 뼈대들은 600여 개의 근육과 인대들로 빈틈없이 감싸고 있다. 한의학에서는 내부장기에 질환이 있게 되면 그 반응점이 되는 피부 표면이나 피하조직에 근(筋)의 위축이나 경직으로 혈액의 흐름이 막힌다고 보고 있는 것은 경락줄기와 그 경락줄기 위의 다수의 경혈들도 역시 근육과 인대로 되어 있다는 것을 의미한다.

혈관의 내벽은 조밀한 민무늬세포로 이루어져 있고 외벽은 민무늬근(筋)으로 이루어져 있다. 근육과 인대로 이루어져 있는 것은 혈관과 임파관도 마찬가지다. 둔부가 자연스럽게 들리도록 고안된 복식호흡기는 이를 사용할 때마다 30여 개의 척추마디뼈를 빈틈없이 감싸고 있는 근육과 인대에 대한 수축과 이완작용을 거듭하게 함으로써 전신에 걸쳐 굳어지고 맺혀 있는 氣의 관로인 경락줄기위의 경혈들은 물론이고 혈관과 임파관까지도 소통시키게 된다.

또한 둔부가 들린 채로 누워 있게 되면 30여 개의 척추마디뼈를 감싸고 있는 근육과 인대가 밑으로 끌어당겨짐으로써 생긴 견인력이 몸 안의 기운(압력)을 골반과 다리 부위에다 축적시키는 과정에서 척추관과 그 주변의 혈관은 물론 발바닥의 미세혈관까지 소통시켜 나가게 된다. 수련이 거듭되면서 골반과 다리 부위에 축적된 강력한 기운(압력)은 코로 숨을 들이켤 때에는 근육과 인대로 된 기도(氣道)와 횡경막을 늘어뜨리고 확장된 기도(氣道)를 통해서 숨을 끌어들이는 흡인력으로 작용하게 되어 들이켜는 숨이 길어지면서 입으로 길게 숨을 토하는 복식호흡을 정착시켜 이를 생활화하게 된다. 복식호흡의 생활화는 지속적으로 보다 많은 산소의 흡입으로 이어져 혈관 벽에 들러붙어 암과 만성 질환의 원인이 되고 있는 노폐물을 맹렬하게 태워 그 폐기물인 독성을 입으로 길게 토하게 되어 생활 자체가 혈관소통으로 이어지게 된다.

또한 골반과 다리 부위에 축적된 강력한 기운(압력)은 몸 안의 기운(압력)을 밑으로 끌어내리는 힘으로 작용하게 되어 코로 숨을 들이켜게 되면 몸 안의 기운(압력)이 골반 부위에 결집되고 입으로 숨을 토하게 되면 골반 부위에 결집된 기운(압력)이 제자리로 되돌아가는 과정에서 막힌 혈관을 소통시켜 나가게 된다. 다시 말해서 들숨과 날숨만으로도 전신에 걸쳐 혈액을 순환시켜 쌓인 피로를 풀어 주게 되고 나날이 기력을 증진하게 된다.

그리고 불면증으로 시달리는 환자들이 숙면을 하게 되는 이유는 복식호흡의 생활화로 입으로 길게 숨을 토하게 되면 굳었던 마음과 몸까지도 풀어 주게 되고 몸 안에서 일어나는 활발해진 산화, 연소 작용 때문이라고 생각된다.

　인도의 아유르베다에서는 아랫배로 숨을 끌어들이는 깊은 호흡법을 3분간만 하게 되면 3.2킬로미터를 걷는 것과 같은 운동 효과를 가져온다고 언급하고 있다. 걷는다는 것은 몸 안의 노폐물이 산화, 연소되는 유산소 운동이다. 복식호흡의 생활화로 지속적으로 보다 많이 들이켠 대기 중의 산소는 질병의 원인이 되고 있는 노폐물을 맹렬하게 태우는 산화, 연소작용으로 이어져 몸은 마치 과격한 운동 뒤에 오는 나른함이나 피곤함 때문에 수련자는 저절로 깊은 잠에 빠져들게 된다.

제25장
반신불수의 뇌졸중 환자 치병일지

　2016년 1월, 경남 창원시에 거주하고 있는 독자로부터 사지마비로 제대로 거동을 못하고 있는 딸의 난치병을 호소하는 전화를 받게 되었다. 현재 24세의 딸이 3년 전 뇌출혈로 병원에서 수술을 받은 후 한쪽 부위의 팔과 몸 그리고 다리가 마비된 반신불수로 보행이 불가능하다고 한다.

　3개월여에 걸친 병원 생활 후 현재는 재활의료원에 입원해서 2년이 넘는 재활치료에도 아무런 진전이 없다고 한다. 젊은 나이에 사지가 마비된 딸은 옆에서 부축해야만 겨우 발걸음을 떼어 놓을 수가 있고 심한 불면증으로 잠을 제대로 못 이루다 보니 기력이 없어 하루하루의 생활이 힘이 든다는 하소연이었다. 나로서도 어쩔 수 없는 난치병이라는 이유를 들어 거절하였음에도 그 가족들은 물러서지 않았다. 내가 가족들의 거듭된 요청을 수락한 것은 복식호흡으로 재활의 기회를 가질 수도 있다는 한 가닥 희망을 가졌기 때문이었다.

【왜 난치병인가】

환자와의 만남을 앞두고 먼저 난치병의 원인을 찾아보았다. 뇌출혈은 뇌혈관의 출혈이 원인이 되어 일어나는 뇌혈관 장애로 이를 뇌일혈이라고도 한다. 갑작스러운 의식장애를 동반하거나 반신불수 등이 나타나는 뇌졸중을 일으키는 대표적인 질환이다. 대부분(약 75%)이 고혈압이 원인인 뇌출혈이고 드물게 백혈병이나 재생 불량성 빈혈 등의 혈액 질환과 종양, 외상, 매독 등이 원인이 된다. 고혈압성 뇌출혈의 원인은 고혈압만이 아니라 뇌혈관 벽에 터지기 쉬운 상태의 혈관에서도 뇌출혈이 발생한다고 한다. 젊은 환자의 경우는 선천적으로 뇌혈관 벽이 약한 결점이 있었는데, 그 약한 곳이 여러 가지 원인으로 내압을 이겨내지 못하고 팽창하여 뇌혈관이 터졌다는 것이 대학병원의 종합진단이었다고 한다.

뇌졸중은 뇌혈관이 막히는 뇌경색과 뇌혈관이 터지는 뇌출혈로 나뉜다. 뇌경색이나 뇌혈관이 터지는 뇌출혈을 겪으면 손상된 뇌 부위에 따라 안면 마비, 팔다리 마비, 언어 장애 등이 발생하거나 심할 경우, 식물인간이 된다. 인지기능 장애가 진행되면 혈관성 치매로까지 이어질 수 있다.

반신불수의 뇌출혈 환자는 뇌 부위가 손상되면서 팔과 다리 그리고 몸의 일부에 마비 증세를 보이고 있는 셈이다. 운동에 필요한 신경전달 물질인 도파민은 뇌의 한가운데 있는 뇌하수체의 시상하부를 통해서 이를 분비하는데 도파민이 부족하게 되면 운동기능이 저하되어 움직임이 둔해지고 몸이 떨리거나 경직이 오기도 하고 불치병인 파킨슨 질환이 되기도 한다.

위의 환자의 경우 병원에서 약물투여로 효과가 없게 되자 뇌에다가 전극을 심어 전기 자극을 주는 뇌심부(惱心部) 자극술을 시행하였다고 한다. 그리고 그러한 치료법으로 별다른 효험을 보지 못하게 되자 마지막 수단으로 재활 물리치료가 주된 치료법이 되었다고 한다. 그러나 재활 의료원에 입원해서 실시하는 재활 치료가 2년이 넘었는데도 아무런 진전이 없고 날로 기력이 쇠진해져 가고 있다고 한다. 오랫동안의 난치병으로 제 몸도 옳게 다스리지 못하는 중환자에게 복식호흡을 가르쳐 이를 생활화하도록 한다는 것은 환자에게는 무리였기에 시작한 것이 둔부가 자연스럽게 들리도록 고안된 복식호흡기를 이용한 새로운 혈관소통법이었다.

그리고 굳어지고 단단하게 된 근육과 인대를 풀어 주기 위해서 먼저 사지견인운동(四肢牽引運動)을 하도록 지도하였다. 처음 환자는 통증으로 불가하다고 한사코 거절하였으나 난치병을 극복하기 위해서는 반드시 근육과 인대를 풀어 주는 사지견인운동(四肢牽引運動)이 필요하다는 것을 인식시키고 굳어지고 단단하게 된 근육과 인대는 손끝에다 氣를 모은 수기요법으로 풀어 주게 되자 아침과 저녁으로 사지견인운동(四肢牽引運動)을 하는 것을 잊지 않았다.

결론적으로 난치병인 뇌출혈 환자는 둔부가 자연스럽게 들리도록 고안된 복식호흡기를 사용한 지 불과 1주일여 만에 복식호흡을 생활화하게 되었다. 그리고 1주일에 한 번씩 이루어지는 만남이 5번째가 되는 1개월 반 만에 난치병으로부터 벗어날 수 있었던 것은 복식호흡기를 사용할 때마다 30여 개의 척추마디뼈를 감싸고 있는 근육과 인대에 대한 수축과 이완작용이 근육과 인대로 된 氣의 관로인 경락줄기와 그 위의 경혈들은 물론 혈관과 임파관까지도 풀어 주었고 인체의 핵심 부위인 뇌간(腦幹)과 시상하부기능의 활성화로 이어졌기 때문이라고 생각한다.

【뇌간(腦幹)과 시상하부기능의 활성화】

뇌하수체의 시상하부 아래에 있는 뇌간(腦幹)은 척수(脊髓)와 바로 연결되어 있다. 복식호흡기를 사용할 때마다 30여 개의 척추마디뼈를 감싸고 있는 근육과 인대에 대한 수축과 이완작용은 척추관과 그 주변의 혈관은 물론 뇌하수체의 시상하부를 둘러싼 미세혈관을 소통시켜 운동에 필요한 신경전달 물질인 도파민을 비롯한 갑상선 호르몬 그리고 소변 조절기능을 하는 호르몬, 스트레스 요인을 조절하는 코티졸 등을 비롯한 각종의 호르몬이 제대로 분비되도록 함으로써 신체기능을 원활하게 하고 조절한다.

또한 근육과 인대에 대한 수축과 이완작용은 뇌하수체 바로 밑에 있는 뇌간(腦幹)을 둘러싼 미세혈관을 소통시켜 교감신경과 부교감신경을 활성화시켜 그 기능을 제대로 발휘되도록 한다.

뇌간(腦幹)에는 전부 10쌍의 뇌신경이 뇌에서 나온 운동 신호를 팔과 다리로 전달하고 팔과 다리에서 오는 감각 신호를 감각 중추로 보내 주는 통로 역할을 한다. 또한 뇌간(腦幹)에 위치하는 수많은 교감, 부교감 자율신경계는 생명을 유지하는 기능을 한다.

자발적으로 호흡하게 하고 심장을 뛰게 하며, 혈압, 맥압, 혈류 등 생체 징후를 의식 상태와 관계없이 일정하게 유지시키는 역할을 하게 된다.

요약하자면 뇌간(腦幹)과 시상하부기능의 활성화와 함께 온전한 복식호흡수련의 생활화는 뇌혈관 벽에 들러붙어 만성 질환의 원인이 되고 있는 노폐물을 맹렬하게 태워 무해한 물과 이산화탄소로 분해하게 되어 환자의 고질적인 난치병을 치유의 길로 이끌었다고 생각한다.

2016년 2월 초에 옆에서 부축을 받고 겨우 방에 들어선 환자는 자리에 눕는 것조차 옆에서 부축하여 거들어 주어야만 비로소 가능한 중환자였다. 그리고 한쪽 부위의 팔과 다리의 마비로 옆에서 부축해야만 겨우 자리에 앉을 수가 있었고 화장실에 가는 것도 간병인의 도움이 필요한 상태였다.

일주일에 1회씩 이루어지는 환자의 재활 수련이 3주째가 되었을 때에는 비록 힘들기는 하였지만 환자 스스로 자리에서 일어나게 되었다. 4주째 집을 방문하였을 때에는 비록 느리기는 하였지만 환자는 부친의 도움을 받지 않고 스스로의 힘으로 걸어서 방 안으로 들어설 수가 있었다. 마지막 5주째가 되었을 때에는 일상생활에도 별다른 지장이 없게 되었다면서 환자와 그 가족들은 고맙다는 말을 잊지 않았다.

제26장
중증의 유방암 환자 치병일지

2019년 5월 초순에 경남 마산시에 살고 있는 60대 초반의 J 부인으로부터 편지를 받게 되었다. 현재 일본에 살고 있는 외동딸의 난치병을 해소하여 달라는 하소연이었다. 일본에서 대학을 졸업 후 재일교포와 결혼한 금년 35세의 딸은 현재 중증의 유방암으로 앞날을 기약할 수 없다는 얘기였다.

유방암이 발병한 지는 12년째이고 금년 초부터는 유두 부근에서 혈액과 함께 고름이 번져 나와 매일 같이 생명이 단축되고 있다는 하소연이었다. 우선은 상담을 요청하는 것이어서 전화를 통해서 그간의 사정을 알아볼 수가 있었다.

일본에 살고 있으면서 정작 현대의료시설에서 치료를 받지 않은 연유는 무엇인가 하는 질문에 암 환자의 경우 일본에서도 현대의학이 아닌 대체의학요법을 시도하는 환자가 많다는 것. 그리고『약을 끊어야 병이 낫는다』라는 책을 쓴 니가타 대학의 아보교수가 언급한 바 있는 "항암제를 쓰면 면역력을 철저하게 없애 버리기 때문에 암은 오히려 기뻐한다"라고 하면서 이런 행위에 치료라는 이름을 붙일 수 없다고 강조하고 있다.

그리고 일본에서 암으로부터 살아남은 사람은 "의사가 치료를 포기한 환자이거나 환자 스스로 병원치료를 포기한 사람"이라는 것을 읽은 것이 결정적인 계기가 되었다고 한다. 그리고 2006년 일본에서 발간된『항암제로 살해당하다』라는 책을 계기로 일본에서는 음식요법과 기공, 호흡법을 위주로 하는 자연의학을 환자들이 선호하고 있다는 것을 알게 되었다고 한다. 그리고 일본에서 자연의학으로 거론되고 있는 갖가지 방법들을 적극 모색하고 있던 중에 뜸이 난치병 해소에 도움이 된다는 사례를 접하게 되었다는 것. 그리고 초기에는 그러한 방법으로 효과를 보인 것이 결국에는 오늘 날에 이르게 된 결정적 계기가 되었다고 한다.

J 부인으로부터 그간의 사연을 듣게 되자, 우여곡절 끝에 고안하게 된 온전한 복식호흡의 효능을 검증할 수 있는 계기가 될 수 있겠다는 생각에 최선의 노력을 하겠다는 언약을 하게 되었다. 외동딸의 난치병을 두고 노심초사하고 있는 부부의 고민을 덜어줄 수도 있겠다는 한 가닥의 희망과 기대를 가졌기 때문이다.

【유방암의 생존율】

유방암에 대한 관련 자료를 조사해 보았다. 유방암은 육체적 고통뿐만 아니라 여성성의 상실감, 심리적 우울감을 동반하는 암으로 유방암은 전체 여성 암 중 갑상선 암에 이어 두 번째로 발병률이 높은 암이다. 평균수명을 살 경우 8명 중 1명꼴로 유방암을 앓게 된다고 한다. 그리고 유방암에 대한 통상치료는 수술과 방사선 치료, 화학제로 된 항암치료가 주를 이룬다고 한다.

2019년 보건복지부 암 등록 통계에 따르면 종양의 크기가 2㎝~5㎝로 림프절에 전이가 된 3기 환자의 5년 생존율은 73%, 그리고 종양의 크기가 5㎝ 이상이고 종양이 흉벽, 뼈, 폐, 간 등 전이가 있는 경우, 5년 생존율은 28.8%로 급격하게 하락하게 된다.

환자의 경우, 종양의 크기가 길이 약 10㎝ 그리고 폭이 5㎝의 종양이 왼쪽 부위에 크게 자리 잡고 있고 양쪽 겨드랑이 밑의 림프절에도 3㎝ 크기의 종양이 이미 자리 잡고 있었다. 그리고 뇌혈관이 지나고 있는 오른쪽 경동맥 부위에도 3㎝가량의 종양이 자리 잡고 있었다. 유두 부근에서는 매일 같이 고름과 함께 혈액이 흘러나와 환부를 덮고 있는 가제를 적시게 되고 환부로부터는 심한 악취가 풍겨 나와 환자 스스로도 냄새를 맡기가 역겹다는 하소연이었다.

환자의 치유과정은 앞서의 난치병 사례연구에서 보듯이 시술자와 환자의 역할 분담 그리고 환자의 자구노력으로 이루어졌다. 그 결과 환자와의 첫 상면이 있은 지 1주일여 만에 유두 부근에서 번져 나오던 고름과 혈액의 유출은 중단되었고 대신 진물이 환부로부터 나오고 역한 냄새는 마찬가지였다. 그리고 복식호흡이 제대로 이루어지면서 자신도 모르게 숙면을 취하게 되었다고 한다.

3주째가 되자 흘러나오던 진물의 양이 줄어들기 시작하였고 역한 냄새도 차츰 적어지게 되었다. 6주째가 되었을 때에는 진물의 양이 현저히 줄어들었고 역한 냄새 또한 많이 줄었다. 그리고 6주째가 되자 오른쪽 겨드랑이의 종양은 겨우 흔적만이 남게 되었고 왼쪽 겨드랑의 종양과 경동맥 부위의 3㎝가량의 종양은 반으로 줄어들었다. 그리고 놀랍게도 길이 10㎝ 그리고 폭이 5㎝로 된 왼쪽 종양이 3분의 1로 줄었고 단단하였던 환부 부위가 매우 부드러워졌다. 그리고 형태를 알아 볼 수가 없었던 왼쪽 유방 부위가 뚜렷한 모양새를 갖추게 되었다면서 환자는 매우 기뻐해 마지않았다.

　종양의 크기가 2㎝~5㎝로 림프절에 전이가 된 3기 환자의 경우는 유방암 보존술이나 유방전 절제술, 지연유방재건 성형술을 받게 된다고 한다. 환자의 경우는 그러한 과정을 거치지 않고 복식호흡을 생활화한 지 6주째가 되자 유방이 본래의 형태대로 복원되기 시작하였던 것이다.

　중증의 유방암 환자의 경우, 8주째가 되는 2개월여 만에 길이 10㎝ 그리고 폭이 5㎝로 된 왼쪽 종양이 5분의 1로 줄어들었고 남아 있던 왼쪽 겨드랑이의 종양과 경동맥 부위의 3㎝가량의 종양 역시 현저히 줄어들게 되자 나머지의 남아 있는 종양들은 자구노력으로 치유할 수 있게 되었다면서 일본으로 귀국하였다.

　특이한 것은 유방암의 종양의 크기가 현저히 줄어들었음에도 불구하고 유두 부근으로부터는 비록 그 양이 현저히 줄어들었으나 지속적으로 진물이 흘러나왔고 진물이 분비되어 나온 것만큼 거기에 비례해서 종양의 크기도 줄어들었다는 사실이다.

유방암 환자의 부모는 그간 앞날을 기약할 수 없는 난치병으로 심한 불면증으로 날로 기력이 쇠약일로를 걷고 있었는데 수련을 시작한 지 얼마 되지 않아 깊은 숙면상태에 이르게 되고 기력 또한 날로 회복되고 있다면서 매우 고마워해 마지않았다.

【하늘은 스스로 돕는 자를 돕는다】

우여곡절 끝에 만나 보게 된 난치병 환자에게는 모포나 이불 등을 몇 겹으로 겹쳐 자신의 체형에 맞추어서 둔부가 들리도록 한 도구를 스스로 만들어서 사용하도록 하였다. 그리고 이를 사용하기에 앞서 내가 사전준비 운동으로 사지견인운동(四肢牽引運動)과 함께 다음과 같은 수련 자세로 복식호흡을 수련하도록 적극적으로 권하였다.

등을 바닥에 대고 누워 있는 상태에서 두 다리의 간격을 어깨 넓이보다 약간 넓게 벌리거나 또는 두 다리의 발뒤꿈치 사이를 10㎝ 내지 20㎝가량 간격을 두고 두 다리가 느슨한 형태의 마름모꼴을 취하도록 한다.

위와 같은 수련 자세를 취하고서 코로 숨을 들이켜게 되면 들이켜는 숨이 길어지면서 입으로 토하는 숨 역시 길어지는 복식호흡이 저절로 이루어진다. 위와 같은 자세를 취함으로써 둔부가 들리게 되면 30여 개의 척추마디뼈를 감싸고 있는 근육과 인대가 밑으로 당겨짐으로써 생긴 견인력이 몸 안의 기운을 골반과 다리 부위에다 축적시키는 과정에서 숨을 끌어들이는 흡인력으로 작용하기 때문이다.

수련자가 처음부터 둔부가 자연스럽게 들리도록 한 복식호흡기를 사용하는 경우, 환자는 다만 그 위에 누워 있는 것만으로도 막힌 혈관을 소통시키게 되어 환자는 자구노력을 할 수 있는 기회를 스스로 포기하는 것이 된다. 인체에 내재된 생명력을 불러일으키기 위해서는 환자 스스로 어떤 목표를 설정하고 이를 달성하기 위해 노력과 정성을 기울였을 때 비로소 가능하게 된다. 환자가 위와 같은 수련 자세를 취하고서 수련을 시작하게 되면 수련시작과 함께 혈관소통에서 오는 가시적인 효능을 바로 느낄 수 있게 된다. 이로 인해 환자는 자신의 노력과 정성으로 난치병을 극복할 수 있다는 자부심과 긍지를 갖게 되어 더욱 수련에 매진하게 된다.

환자에게는 위와 같은 취지의 설명과 함께 복식호흡기는 잠을 잘 때에만 사용하도록 하고 평시에는 위와 같은 자세를 취한 채 수련을 하도록 권하였다. 그리고 복식호흡기를 사용하는 경우에도 위와 같은 자세를 취하게 되면 혈관소통의 강도를 더욱 높일 수도 있게 되고 또한 잠을 잘 때에 복식호흡기를 사용하지 않고 위와 같은 자세를 취하는 것만으로도 복식호흡기를 사용하는 것과 같은 효능을 가져 온다는 것을 설명하였다.

그 결과 환자들은 미처 일주일도 되기 전에 복식호흡을 생활화할 수 있는 단계에 도달하게 된다는 것을 사례연구를 통해서 확인할 수가 있게 되었다.

제27장
기도(氣道)와 식도(食道)를 이용한 복합호흡법

수련자가 복식호흡을 생활화할 수 있는 단계에 이르렀을 때 복식호흡기의 사용으로 둔부가 들려 있는 상태에서 두 다리의 간격을 어깨 넓이보다 약간 넓게 벌리거나 또는 두 다리의 발뒤꿈치 사이를 10㎝ 내지 20㎝가량 간격을 두고 두 다리가 느슨한 형태의 마름모꼴을 취하도록 한다.

그리고 입을 가만히 열어 놓고 있도록 한 결과 수련자들은 늦어도 10여 일 만에 코로는 지속적으로 숨을 끌어들이고 있고 입으로는 또한 활발해진 산화, 연소작용으로 생긴 몸 안의 독성을 지속적으로 토하고 있다는 것을 확인할 수 있게 되었다. 매우 신기해하고 있는 수련자에게 설명한 요지는 다음과 같다.

복식호흡기를 사용함으로써 둔부가 들려 있게 되면 30여 개의 척추마디뼈를 감싸고 있는 근육과 인대가 밑으로 끌어당겨짐으로써 생긴 견인력은 수련자의 의지와 관계없이 숨을 복부 아래로 끌어들이는 힘으로 작용하게 된다. 또한 둔부가 들려져 있는 상태에서 두 다리가 위와 같은 수련 자세를 취하게 되면 숨을 끌어들이는 흡인력의 강도를 더욱 높여주게 된다.

　지속적으로, 보다 많이 들이켠 대기 중의 산소는 혈관 벽에 죽같이 들러붙어 암과 만성 질환의 원인이 되고 있는 노폐물 그리고 몸 안에 침투한 세균과 바이러스를 산화, 연소시켜 그 폐기물인 독성을 열린 입을 통하여 자연스럽게 지속적으로 배출하게 된다. 지속적으로 보다 많이 들이켠 대기 중의 산소는 폐로 이어지는 기도(氣道)로도 그리고 위장으로 이어지는 식도(食道)로도 유입된다. 중증의 유방암 환자의 경우, 유방암의 축소와 함께 지속적으로 진물이 흘러나온 것은 식도(食道)로 유입된 대기 중의 산소가 유방암 주변의 노폐물을 산화, 연소시켜 이를 무해한 물과 이산화탄소로 분해한 결과라고 생각된다.

　기도(氣道)와 식도(食道)를 이용한 복합호흡법이 이루어진 후에는 복식호흡기를 사용하지 않고 위와 같은 수련 자세를 취하는 것만으로도 기도(氣道)와 식도(食道)를 이용한 복합호흡법이 이루어진다. 위와 같은 수련 자세를 취하지 않고 코로 들이키고 입으로 토하는 보통의 호흡으로 되돌아가게 되면 1회 호흡의 길이가 자신도 몰라보게 10여 초에서 20여 초까지 이르게 된다.

　미연방 항공국(FAA)의 집중적인 연구에 의하면 수면 중에 산소가 제대로 공급되지 않으면 졸음이나 학습능력의 저하, 저산소증으로 고혈압, 뇌경색, 심근경색, 뇌졸중, 만성피로 등의 심각한 질병을 유발시키고 일상생활에서는 졸음운전의 요인으로 작용하게 된다는 것을 규명한 바 있다.

보통 사람들은 잠을 잘 때에는 입을 벌려 놓고 있게 되어 제대로 호흡이 이루어지지 않고 있다. 수면 중 무호흡 환자 그리고 산소치료요법을 집중적으로 받고 있는 코로나 바이러스 중증 환자와 위중 환자. 암과 만성질환자가 잠을 자면서도 기도(氣道)와 식도(食道)를 이용한 복합호흡을 터득하게 되면 치유의 속도를 높여 나가게 된다고 생각한다.

제28장
졸음운전의 원인,
수면 중 무호흡, 코골이가 해소된다

【수면 중 무호흡, 코골이】

미연방 항공국(FAA)에서 항공기 조종사의 졸음 방지를 위해 수면 중 무호흡과 심한 코골이에 대하여 각별한 대책을 강구하고 있는 이유는, 수면 중 '산소' 부족으로 피로가 회복되지 않는 상태에서의 운항은 바로 교통사고와 직결된다고 판단하고 있기 때문이다. 매년 미국에서만 졸음운전으로 인해 2만여 건의 교통사고가 발생하고 있고 한국에서도 졸음운전이 고속도로에서 일어나는 대형교통사고의 주요 원인이 되고 있다.

계속되는 격무로 피로가 덜 풀린 상태에서 화물과 여객운송에 종사하는 사람들, 운전이 일상화되어 있는 사람들은 항상 졸음운전의 위험을 안고 있다. 이러한 졸음운전은 충분한 숙면을 취하지 않는 데서 발생하게 된다.

수면 중 무호흡은 수면 중에 혀가 목뒤로 처져서 기도(氣道)를 막아서 발생하고 코골이의 원인은 수면 중 공기가, 상기도의 공간이 열리지 않거나, 좁은 상태의 기도(氣道)를 통과할 때 목젖 부위가 진동하여 발생한다. 통계적으로 심한 코골이 환자의 약 50%가 수면 무호흡증을 동반하는 것으로 보고된 바 있다. 성인 남성의 27%, 여성의 경우는 16%가 수면 무호흡증으로 인한 수면 질환으로 시달림을 받고 있고 심한 코골이는 수면 무호흡증을 동반하는 수면 호흡 장애로 진단되는 경우가 많기 때문에 두 경우를 대비한 치유책이 동시에 마련될 필요가 있다.

수면 무호흡증은 매일 반복된다는 것이 가장 큰 문제이다. 이로 인해 수면부족에 따른 졸음이나 학습능력의 저하, 저산소증으로 고혈압, 뇌경색, 심근경색, 뇌졸중, 만성피로 등의 심각한 질병을 유발시키고 일상생활에서는 졸음운전의 요인으로 작용하기 때문에 반드시 치료가 필요하다.

【수술요법】

수술 방법은 늘어나거나 커진 연구개, 목젖, 편도 등을 수술하여 기도(氣道)를 넓게 해 주는 것으로 개개인의 신체 특성에 따라 수술의 성공률이 달라지므로 그 대상을 결정하기가 쉽지 않게 된다. 설령 수술을 한다고 하더라도 정상 수면 호흡으로 회복되는 성공률은 50% 미만이고 재발률이 높으며, 부작용으로 코 소리, 물을 삼킬 때 코로 역류하는 것, 인후 통증 등이 발생한다.

【구강 내 장치】

따라서 최근에는 비수술적 방법으로 구강 내 장치를 이용한 치료방법이 많이 이용되고 있다. 이는 구강 내 장치를 입안에 착용하고 잠을 자는 비수술적 치료법으로, 뒤로 밀려 있는 아래턱을 앞으로 당겨 혀를 앞으로 내어 공기 통로를 확보하여 산소의 흐름을 원활하게 함으로써 코골이 및 수면무호흡을 개선하는 치료법이다.

구강 내 장치를 설치하는 경우에도 다양한 방법이 동원되고 있으나 어느 경우이든 혀가 목 뒤로 처지지 않도록 함으로써 기도(氣道)를 제대로 확보하는 것이 치료의 핵심이 된다. 구강 내 장치를 개발한 몇몇 시술업체들은 착용에 따른 불편이 없고 지속적인 사용이 가능하다는 것. 혀가 놓이는 공간을 최대한 확보, 혀의 불편을 최소화했다는 것. 물을 마시거나 하품을 하더라도 별다른 지장이 없다는 것. 너무 조이거나 너무 헐겁지 않도록 하고 이를 조절할 수 있는 장치가 부착되었다는 것을 제품의 특징으로 각자가 내세우고 있다.

【양압기 치료법】

미연방 항공국(FAA)에서 항공기 조종사의 가장 큰 문제점으로 지적된 졸음 운항 방지를 위해 택한 '양압기(CPAP) 치료법은, 모든 단계의 수면 무호흡증에 가장 효과적인 비수술적 치료법'이라고 하여 이를 적극 권장하고 있고 유럽에서도 이를 최적의 치료법으로 적극 보급하고 있다. 미국이나 유럽을 비롯한 선진 국가에서 유일하게 최선의 치료법으로 택하고 있는 양압기 치료법은, 보통 보는 인공호흡기처럼 수면 시 호스와 같은 관을 코에 꽂아서 공기를 억지로 밀어 넣는 방법이다.

이와 같이 코를 통해서 들어간 공기는 기도(氣道) 내 공기 압력을 증가시켜서 기도(氣道)가 폐쇄되지 않도록 하는 작용을 하게 된다. 양압기 착용 성공률은 연구에 따라 편차가 심한 편이어서 80%에서 30%까지도 내려간다고 한다. 서울대 병원 이비인후과 김현직 교수는 양압기 사용 성공률을 높이기 위해서는 치료시작 전에 수면 내시경검사 등의 이학적 검사가 반드시 이루어져야 하고 그 검사 결과를 토대로 최적화된 치료를 환자에게 권해야 한다고 한다.

【졸음운전】

널리 알려진 바와 같이, 졸음운전은 음주운전보다 위험하다. 매년 미국에서만 졸음운전으로 인해 2만여 건의 교통사고가 발생하고 있고 우리나라도 고속도로에서 발생하는 교통사고 중에서 졸음운전이 가장 큰 원인인 것으로 알려지고 있다. 일본 정부는 2018년 6월부터 졸음운전에 따른 대형 교통사고 방지를 위해서 모든 트럭, 버스회사들은 자사 운전사에 대하여 운행 전 반드시 수면 테스트를 실시할 것을 의무화하고 있다.

【졸음운전과 수면 중 무호흡, 코골이가 해소된다】

졸음운전을 방지하기 위해서는 수면 중에는 물론 운전 중에도 산소가 제대로 공급될 수 있는 복식호흡을 생활화하는 것이 유일한 해소책이 된다. 그리고 피로가 쌓이지 않도록 활발해진 혈액순환으로 기력을 증진, 강화하는 것이 근본적인 해소책이 된다.

복식호흡기 위에 둔부가 들린 채로 누워서 숨을 들이켜게 되면 들이켜는 숨이 몰라보게 길어지는 복식호흡이 수월하게 이루어진다. 둔부가 들린 채로 있게 되면 30여 개의 척추마디뼈를 감싸고 있는 근육과 인대가 밑으로 당겨지면서 생긴 견인력이 몸 안의 기운을 골반과 다리 부위에다 축적시키는 과정에서 숨을 복부 아래로 끌어들이는 힘으로 작용하기 때문이다.

복식호흡기 사용으로 골반과 다리 부위에 축적된 강력한 기운(압력)은 코로 숨을 들이켤 때에는 근육과 인대로 된 기도(氣道)와 횡격막을 늘어뜨리고 확장된 기도(氣道)를 통해서 숨을 끌어들이게 되어 수면 중 무호흡, 코골이를 근원적으로 해소한다.

또한 골반과 다리 부위에 축적된 강력한 기운(압력)은 코로 숨을 들이켤 때에는 몸 안의 기운(압력)을 골반 부위에다 결집시키게 되고 입으로 길게 숨을 토하게 되면 골반 부위에 모였던 몸 안의 기운(압력)이 제자리로 되돌이가는 과정에서 마힌 혈관을 소통시키게 되어, 생활 자체가 혈관소통으로 이어진다. 이로 인해 활발해진 혈액순환으로 쌓인 피로를 풀어 주고 기력(氣力)을 증진, 강화하게 되어 졸음운전의 위험으로부터 벗어나게 된다.

그리고 복식호흡의 생활화는 잠을 자면서는 물론 운전 중에도 지속적으로 보다 많은 산소의 흡입으로 이어져 수면 중 산소부족으로 피로가 덜 풀린 상태에서 야기되는 졸음운전의 요인을 사전에 해소하게 된다. 요약하자면 둔부가 들리도록 고안된 복식호흡기는 '수면 중 무호흡, 코골이의 원천 해소기'가 된다. 또한 '졸음운전의 원인을 해소하는 복식호흡기'가 된다.

제29장
뇌졸중의 요인이 해소된다

【뇌졸중 환자가 늘고 있다】

고령화가 진행되면서 노인성 질환에 대한 관심이 높아지고 있다. 그 중에서도 뇌졸중과 치매는 대표적인 노인성 질환이다. 문제는 한 번 발병하면 후유증이 심하고 완치가 힘들다는 것이다. 조기에 발견해 진행을 최대한 늦추거나 미리 예방하는 것이 최선이다. 뇌졸중은 뇌혈관이 막히는 뇌경색과 뇌혈관이 터지는 뇌출혈로 나뉜다. 뇌졸중을 겪으면 손상된 뇌 부위에 따라 안면 마비, 팔다리 마비, 언어 장애 등이 발생하거나 심할 경우 식물인간이 된다. 인지기능 장애가 진행되면 혈관성 치매로까지 이어질 수 있다.

2008년 8월, 대한영상의학회가 50대 이상 천 명에게 무료로 경동맥초음파 검사를 실시한 결과 그중 32%가 뇌졸중 위험이 있는 것으로 나타났다. 특히 전체의 9%는 혈관 벽에 노폐물이 죽처럼 엉겨 붙어 딱딱하게 변한 '죽상동맥경화'인 상태로 혈관이 좁아져 있어 뇌졸중 고위험 그룹으로 진단되었다고 한다.

그리고 이들 천 명은 "가장 두려운 질병은 무엇인가?" 하는 물음에 뇌졸중(55%), 암(27%), 심근경색(10%), 당뇨병(4%) 순으로 답해 암보다 뇌졸중에 대한 두려움이 더 컸다고 한다. 뇌졸중이나 그러한 위험군으로 알려진 노인들에게 누구나 쉽게 배우고 익힐 수 있는 복식호흡 수련을 생활화하는 것이 최적의 그리고 최상의 예방책이 되고 정상적인 생활을 할 수 있는 시간을 최대한 늘릴 수 있다고 생각한다.

입으로 길게 숨을 토하는 복식호흡 수련의 생활화는 지속적으로 보다 많은 산소의 흡입으로 이어져 혈관 벽에 암과 심근경색, 뇌졸중, 치매 등 심, 뇌혈관계, 고혈압 등의 질환의 원인이 되는 노폐물이 죽처럼 엉켜 붙지 않도록 하는 사전 예방적 수단이 된다.

그리고 이미 '혈관 벽에 노폐물이 죽처럼 엉켜 붙어 죽상동맥경화'인 상태에 있는 환자에 대하여는 그 원인 물질을 맹렬하게 태워서 밖으로 배출시키게 된다. 앞 장에서 언급한 '난치병 사례연구'에서는 반신불수의 뇌출혈 환자가 3년여에 걸친 병원치료와 재활치료에도 별다른 효험을 보지 못하고 있던 처지에서 둔부가 자연스럽게 들리도록 고안된 복식호흡기의 사용으로 복식호흡 수련을 생활화하게 되자 불과 2개월여 만에 치유의 길로 들어섰던 사례를 소개한 바 있다.

제30장

치매의 요인이 해소된다

【치매 환자가 늘고 있다】

중앙치매센터는 2018년 치매 환자 수가 65세 이상의 전체 고령자 중 10.3%에 해당하는 76만 4천여 명에서 6년 뒤인 2024년에는 백만 명으로 넘어설 것으로 추계하고 있다. 치매는 혈관성 치매와 알츠하이머 치매로 구분된다. 혈관성 치매는 주로 뇌졸중 후 갑작스럽게 발병한다. 알츠하이머 치매는 뇌에 특정한 퇴행성 단백질이 쌓이는 것이 원인으로 몇 년에 걸쳐 서서히 진행된다.

건망증이 점점 심해지는 단계를 경도인지장애라고 한다. 이때 적절한 치료가 이루어지지 않으면 급격히 인지기능이 떨어져 치매로 이어진다. 건망증이 점점 심해지는 경도인지장애는 주기적인 MRI검사나 혈액검사, 인지기능 설문검사 등으로 예측할 수 있다. 적극적으로 치료하면 치매를 예방할 수 있는 단계이기 때문에 가장 중요한 시점이라고 볼 수 있다.

뇌졸중과 치매는 다 같이 뇌혈관 벽에 노폐물이 죽처럼 엉켜 붙어 죽상동맥경화인 상태로 혈관이 좁아지면서 생긴 뇌혈관 질환으로, 현대의학기술 범주 안에서는 중단이나 완치시킬 수 있는 마땅한 치료법이 없는 것이 사실이다. 최근에는 외국계 거대 제약회사들도 치매 신약개발을 포기하는 경우가 생기고 있다. 병원에서 처방하는 약도 증상 악화를 막는 정도일 뿐이라고 한다.

즉 치매가 일단 진행되면 되돌리기 어렵다. 미리 예방하거나 조기에 발견해 치료를 시작해야 정상적인 생활을 할 수 있는 시간을 늘릴 수 있다. (2018년 12월 11일 『조선일보』 메디칼 리포터)

【국가 치매관리법】

우리나라는 2011년 미국에 이어 세계 두 번째로 국가 치매관리법을 제정, 전국보건소에서 치매 조기검진을 받을 수 있도록 하고 있다. 치매 선별검사와 진단검사는 만 60세 이상 국민이면 누구나 무료로 받을 수 있다. 치매의 전 단계인 경도인지장애 환자는 2017년 19만 명으로 추계되고 있다.

경도인지장애 환자는 치매처럼 인지기능이 떨어지기는 하지만 일상생활에서는 큰 지장이 없는 경우를 말한다. 이 단계부터 잘하면 병의 진행 속도를 늦출 수가 있다. 따라서 기억력이 떨어지고 길을 찾기가 어려워지고 특정 단어가 잘 떠오르지 않는다면 조기 검진을 받도록 권하고 있다. 이동영 서울대 건강의학과 교수는 "조기진단과 꾸준한 진료가 그만큼 중요하다"라면서 치매 환자 중 10% 정도는 완치가 가능하다고 한다.

【복식호흡 수련의 생활화가 필요하다】

경도인지장애나 초기 치매 환자의 경우, 지자체의 치매안심센터에서 현실 인식 등 다양한 인지프로그램과 신체 프로그램을 운영하고 있다. 그리고 음악, 미술 활동 등 인지 기능 개선교육을 받도록 하고 있다. 치매의 속도를 완화시키기 위해서 현재 이루어지고 있는 약물요법과 운동요법은, 소극적으로 '뇌 혈류를 개선해 뇌세포의 활동을 촉진하고 뇌 세포의 위축과 인지기능 저하를 막아 주는 것'을 위주로 하고 있을 뿐이다.

혈관 벽에 노폐물이 죽처럼 엉켜 붙어 '죽상동맥경화'인 상태로 혈관이 좁아져 있게 되면, 암과 심장 질환, 뇌졸중이나 치매와 같은 뇌혈관 질환, 폐렴, 고혈압 등의 만성 질환을 일으키는 요인이 된다. 미리 예방하거나 조기에 발견해 치료를 시작해야 정상적인 생활을 할 수 있는 시간을 늘릴 수 있다고 한다면 뇌졸중이나 치매의 초기 환자는 물론 그러한 위험군으로 알려진 노인들에게 누구나 쉽게 배우고 익힐 수 있는 복식호흡 수련의 생활화가 최적의 그리고 최상의 예방책이 되고 정상적인 생활을 할 수 있는 시간을 최대한 늘릴 수 있다고 생각한다.

치매의 초기 환자는 물론 그러한 위험군으로 알려진 고령자들이 복식호흡기의 사용으로 둔부가 들린 채로 누워서 숨을 들이켜게 되면 들이켜는 숨이 몰라보게 길어지면서 토하는 숨 역시 길어지는 복식호흡이 자연스럽게 이루어진다. 복식호흡기의 사용으로 둔부가 들려 있게 되면 30여 개의 척추마디뼈를 감싸고 있는 근육과 인대가 밑으로 끌어당겨짐으로써 생긴 견인력은 근육과 인대로 된 기도(氣道)와 횡격막을 늘어뜨리고 확장된 기도(氣道)를 통해서 숨을 끌어들이는 흡인력으로 작용하기 때문이다.

뇌 신경세포에 베타 - 아밀로이드라는 퇴행성 단백질이 쌓이게 되면 뇌 신경세포에 장애를 일으켜 일어나는 치매가 알츠하이머 치매로, 전체 치매 환자의 70%를 차지하고 있다고 한다.

복식호흡 수련의 생활화로 지속적으로 그리고 보다 많이 들이켠 대기 중의 산소는 뇌 신경세포에 퇴행성 단백질이 쌓이지 않도록 하는 사전 예방적 수단이 되고 이미 쌓여 있는 퇴행성 단백질을 산화, 연소시켜 이를 밖으로 배출하는 역할을 하게 되어 치매 환자의 발생을 사전에 차단하게 되고 초기의 치매 환자에 대하여는 완치율을 높이게 된다고 생각된다.

또한 복식호흡 수련의 생활화로 지속적으로 보다 많이 끌어들인 대기 중의 산소는 혈액 중의 고혈당, 콜레스테롤, 바이러스, 곰팡이, 균 등 유해 물질을 산화, 연소시켜 혈액이 맑아진 것만큼 정신이 맑아져 인지기능을 향상하게 된다. 그리고 모세혈관을 통해서 산소와 당분을 제대로 공급받게 된 뇌세포는 뇌세포의 활성화로 이어지게 되어 뇌졸중과 치매 환자의 완치율을 높이게 된다고 생각한다. 또한 복식호흡 수련의 생활화는 지속적으로 그리고 보다 많이 들이켠 대기 중의 산소가 산소포화도를 95%를 항상 유지하게 함으로서 바이러스에 대한 면역력을 갖게 한다.

【깊은 숙면으로 치매의 요인을 해소시킨다】

건강보험심사평가원의 최근 조사에 따르면 2017년 한 해 동안 불면증으로 병원을 찾은 환자 수는 2013년보다 48.3%나 늘었다고 한다. 특히 노년층 불면 환자 수가 급증했다. 그리고 80세 이상은 81.8%나 늘었다. 사람은 인생의 3분의 1을 잠을 자는 데 사용한다. 수면을 통해 뇌를 비롯한 인체의 장기들은 휴식하면서 쌓인 피로를 해소한다. 수면 부족에 따른 육체적, 정신적 피로는 건강을 해치는 주범이다.

치매의 원인이 되는 베타 - 아밀로이드는 뇌가 활동을 하면서 발생하는 퇴행성 물질이다. "수면은 뇌 속 노폐물이 빠져나가는 기능을 하는데 제대로 수면을 하지 못하면 뇌 신경세포에 베타 - 아밀로이드라는 단백질이 비정상적으로 쌓이면서 뇌 신경세포에 장애를 일으켜 알츠하이머 치매의 원인이 된다"(대한 수면학회)

불규칙적인 수면 습관 때문에 발생하는 불면증은 스트레스로 인해 더 심해지기도 한다. 수면에 장애가 있게 되면, 불면증에 대한 걱정 자체가 스트레스로 이어져 대뇌를 각성시키고 이것이 불면증을 더욱 악화시킨다.

【복식호흡수련으로 숙면이 이루어진다】

불면증은 잠들기가 어려운 입면 장애와 수면의 질이 떨어지는 수면 유지 장애로 나뉜다. 복식호흡 수련의 생활화로 입으로 길게 숨을 토하게 되면 굳었던 마음과 몸까지도 풀어 주게 되어 생활에서 오는 긴장과 스트레스를 풀어 주게 된다. 또한 복식호흡 수련의 생활화는 몸 안에서 일어나는 활발해진 산화, 연소작용으로 몸이 나른해지면서 저절로 깊은 잠에 빠져들게 된다.

인도의 아유르베다에서는 깊은 호흡법을 3분간만 하게 되면 3.2㎞를 걷는 것과 같은 운동효과를 가져온다고 언급하고 있다. 걷는다는 것은 몸 안의 노폐물이 산화, 연소되는 유산소 운동이다. 복식호흡 수련의 생활화로 지속적으로 보다 많이 들이켠 대기 중의 산소는 질병의 원인이 되고 있는 노폐물을 맹렬하게 태우는 산화, 연소작용으로 이어져 몸은 마치 과격한 운동 뒤에 오는 나른함이나 피곤함 때문에 수련자는 저절로 깊은 잠에 빠져들게 된다. 이러한 의미에서 둔부가 자연스럽게 들리도록 고안된 복식호흡기는 '저절로 숙면이 되는 복식호흡기'가 된다.

【국가 예산의 대폭 경감】

정부는 오는 2020년부터 10년간 치매 연구에 5천 8백억 원을 투자한다. 정부는 치매 연구개발을 강화해 2030년까지 치매 발병 나이를 평균 5년 늦추고 환자 증가속도를 50%까지 줄이기로 계획하고 있다.

지자체마다 설치, 운영하고 있는 치매안심센터에다 둔부가 자연스럽게 들리도록 고안된 복식호흡기를 집중적으로 비치하거나 또는 복식호흡기 기를 각자에게 지급하여 초기의 치매 환자들이 이를 사용, 복식호흡 수련의 생활화가 이루어지게 되면 현재 이루어지고 있는 치료요법의 미흡한 부분을 보완하고 개선할 수 있게 되어 정부의 치매관리 목표를 목표 연도보다 훨씬 이전에 그리고 적은 비용으로도 달성하게 된다고 생각한다.

제31장
노년의 호흡기 질환이 해소된다

나이가 들면 호흡기에도 노화가 찾아온다. 숨 쉬는 것이 힘들어지고 감염성 질환인 폐렴 그리고 기도(氣道)가 좁아지고 폐포(肺胞)가 막혀 호흡이 잘 안 되는 만성 폐쇄성 질환을 앓게 된다. 노년에 호흡기 관리를 잘하는 것이 건강 유지의 관건이 된다.

노인이 되면 폐의 탄력성이 줄고 흉부의 근육 힘이 떨어지고 폐포(肺胞)의 표면적은 10년에 4%씩 감소한다. 그리고 폐포(肺胞) 벽이 얇아지면서 모세혈관이 줄어든다. 숨을 충분히 마시고 내뱉지 못하기 때문에 호흡 시 폐에 남아 있는 가스의 양(잔기량)이 증가한다. 다시 말해서 호흡의 효율성이 떨어진다,

강남 세브란스 병원 재활의학과 최원아 교수는 "70세는 20세에 비해서 숨 쉬는 데 20%의 에너지가 더 소요되기 때문에 호흡이 가빠지고 숨

쉬는 것 자체가 더 힘들어진다"라고 한다. 폐(肺)가 노화가 되면서 외부에서 이물질이 들어왔을 때 이를 내보내는 반사기능이 떨어져 배출이 잘 안 되고 침입자를 제거하는 대식세포의 기능이 떨어져 노인에게 가장 문제가 되는 폐렴에 걸리게 된다. 폐렴은 노인 감염 질환 중 가장 흔한 사망 원인이 된다.

대한호흡재활연구회에서 추천하는 호흡기 강화 방안은 횡격막 호흡법이다. 횡격막 호흡법은 공기가 폐 속에 충분히 들어갔다 나올 수 있게 하고 객담(喀痰)을 배출해 준다는 것이 그 이유이다. 그러나 생활에서 오는 긴장과 스트레스로 인해 횡경막이 굳어지고 단단하게 되어 있는 상태에서 이루어지는 횡경막 호흡법은 생각만큼 제대로 이루어지지 않는다.

현재 코로나 방역당국에서 꼽고 있는 기저 질환으로는 암, 만성 폐 질환, 당뇨병, 심혈관 질환, 간 질환, 신부전증 등이 있다. 기저 질환이 있는 환자는 면역력 저하로 코로나 바이러스에 감염될 위험이 더 높아지게 되고 코로나 바이러스에 감염될 경우 치료가 어렵게 된다.

노년이 되면 폐(肺)의 탄력성이 줄고 흉부의 근육 힘이 떨어지고 폐포(肺胞)의 표면적은 10년에 4%씩 감소하게 되어 호흡기능이 현저히 떨어지게 된다. 따라서 호흡기능이 저하된 노년층도 기저 질환자 못지않게 코로나 바이러스에 감염될 위험은 더욱 높아지게 된다고 생각된다.

호흡기능이 현저히 떨어지고 있는 노년층이라고 할지라도 둔부가 자연스럽게 들리도록 고안된 복식호흡기 위에 둔부가 들린 채로 편안하게 누워서 숨을 들이키게 되면 들이키는 숨이 몰라보게 길어지면서 토하는 숨 역시 길어지는 복식호흡이 자연스럽게 이루어진다.

둔부가 들린 채로 누워 있게 되면 30여 개의 척추마디뼈를 감싸고 있는 근육과 인대가 밑으로 끌어당겨지면서 생긴 견인력이 근육과 인대로 된 기도(氣道)와 횡격막을 늘어뜨리고 수련자의 의지와 관계없이 확장된 기도(氣道)를 통해 숨을 끌어들이는 힘으로 작용하기 때문이다.

다시 말하면 고령의 노인이라고 할지라도 복식호흡기를 이용한 복식호흡 수련을 생활화하게 되면 생활 자체가 혈관소통으로 이어져 활발해진 혈액순환으로 쌓인 피로를 풀어 주게 되고 기력을 증진, 강화하게 된다. 이로 인해 '숨 쉬는 데 20%의 에너지가 더 소요되기 때문에 호흡이 가빠지고 숨 쉬는 것 자체가 더 힘들어지는 일'은 자연스럽게 해소가 된다. 또한 복식호흡 수련의 생활화는 지속적으로 그리고 보다 많이 들이켠 대기 중의 산소가 산소포화도를 항상 95%를 유지하게 되어 바이러스에 대한 면역력을 갖게 된다.

제32장
난치병 C형 간염(肝炎)이 극복된다

【백신이 개발되지 못한 이유는 무엇인가?】

많은 사람들이 같은 간염(肝炎) 질환이라고 할지라도 A형과 B형은 백신이 있는데 C형은 왜 없는지 의아해한다. 간염(肝炎) 바이러스는 발견된 순서대로 A, B, C, D로 이름이 붙는데 문제를 일으키는 것은 C다.

C형은 A, B와 달리 형태가 변화무쌍한 RNA 바이러스다. 원형(原形)의 항체(抗體)가 없어 항체(抗體)백신을 만들 수가 없는 것이다. 에이즈를 일으키는 HIV도 같은 유형이어서 백신이 없다. 독감 인플루엔자도 매년 항원(抗原)이 바뀌어 겨울마다 새 백신을 맞아야 한다.

만성 C형 간염(肝炎)에 걸린 환자들은 간의 파괴와 간이 딱딱하게 굳어지는 섬유화(纖維化)가 반복적으로 일어나면서 결국에는 간 경변증 및 간암이 발생할 수 있으며, 이로 인해 사망에 이를 수도 있다. 따라서 난치병인 C형 간염(肝炎)에서 가장 중요한 것은 예방이다. C형 간염(肝炎)은 B형 간염(肝炎)과 달리 백신이 개발되어 있지 않고 면역 글로불린도 없다. 따라서 체액(體液)을 통해 C형 간염(肝炎) 바이러스가 전파되지 않도록 각별히 주의해야 한다.

주사기는 반드시 1회용을 사용해야 하고 성적 접촉 시에는 콘돔을 사용하여야 한다. 침을 맞거나 문신과 피어싱을 할 때에도 반드시 소독된 도구를 사용하도록 하고, 그 외에 면도기, 칫솔, 손톱 깎기 등 혈액에 오염될 수 있는 모든 물건이 간염(肝炎)을 전파시킬 가능성이 있음을 인식하고 주의해야 한다. 주사기 재사용에 따른 C형 간염 집단 사례가 2015년도에 들어 더욱 증가되고 있다.

질병관리본부는 강원도 원주의 모 정형외과에서 진료를 받은 101명은 C형 간염에 감염된 것으로 확인되었고, 충북 제천에서도 집단적으로 C형 간염에 감염된 환자가 발생되었다고 확인한 바 있다. 그리고 노량진 의 모 의원에서는 2006년 3월부터 2016년 3월까지 진료 받은 환자 중 508명이, 그리고 2015년 서울 양천구의 모 의원에서는 병원이용자 2266명 중 1709명이 C형 간염 양성 환자였다고 발표한 바 있다.

그리고 만성 C형 간염환자의 경우 이중 30%~40%는 간 경변 및, 간암으로 진행된다고 한다. C형 간염에 감염된 환자가 걷잡을 수 없는 정도로 증가하게 되자 사후 수습책 문제로 고민하던 모 병원에서는 병원장이 자살하는 사태까지 일어나게 되었다는 우울한 기사기 게재되기도 하였다.

C형 간염에 걸리게 되면 고액의 치료경비가 소요된다. 건강보험공단에 따르면 2016년 C형 간염으로 치료받은 환자는 4만 7062명으로 매년 13%씩 그 수가 늘어나고 있다고 한다. 세계적으로 통용되고 있는 C

형 간염치료제는 총 4개로 그중 완치율이 95% 이상으로 높고 복용기간이 짧아 의사들이 많이 처방하는 약은 '소발디'와 '하보니'다. 정부가 정한 '소발디'와 '하보니'의 1정당 가격은 각각 25만 7천 원과 29만 7천 원이다. C형 간염환자는 하루 1정씩 12주 내지 24주간 매일 1정씩 복용해야 한다.

C형 간염환자가 12주간 상대적으로 저렴한 '소발디'를 복용하는 경우, 약값만 2158만 원이 든다. 국민건강보험을 적용받으면 30%만 부담하게 되어 647만 원을 부담하면 된다. 만성 환자의 경우는 약가는 10%만 부담한다고 한다. 만성 환자의 경우 24주를 복용하게 되면 4316만 원의 10%인 431만 원을 부담하게 된다.

【사례연구】

• (1) C형 간염환자(肝炎患者)

1994년 8월 26일, 부산시 기장군에 있는 국립수산과학원에 근무하고 있을 때다. 해양자원부 부장으로 있는 공영 박사로부터 만나자는 연락이 왔다. 자기는 C형 간염환자(肝炎患者)로 GPT 수치가 130~160을 오르내리고 있었는데, 오늘 매월(每月) 정기 검사를 받고 있는 부산위생병원에 가서 검사를 받아 본 결과 뜻밖에도 30 미만으로 그 수치가 떨어졌고 바이러스도 검출되지 않아 정상으로 돌아왔다는 것이다.

그러면서 1987년 C형 간염(肝炎)에 걸린 이래 매월(每月) 받았던 종합병원의 검진 기록표를 내놓았는데 그 수치들은 앞서 말 한대로 그대로의 수준이었다. C형 간염(肝炎)은 병원의 언급대로 원인치료가 되지 않는 난치병이었고, 특별한 약도 없어 오직 악화만 되지 않도록 주의하는 것뿐이었는데, 오늘 막상 30 미만의 정상 수치를 대하게 되고 C형 바이러스가 검출되지 않았다는 것을 확인하는 순간, 검사 결과의 착오가 아닌가 하는 생각이 들었다고 한다.

그렇다고 하여 병원 측에다 검사의 적정성 여부를 물어볼 수도 없어 그대로 직장으로 돌아왔는데 돌아와서 곰곰이 생각해 보니 5월부터 2번에 걸쳐 나로부터 기공치료(氣功治療)를 받은 것이 원인이 되었다는 것을 알게 되어 나를 급기야 찾게 되었다고 한다.

그해 5월에 업무차 그의 사무실을 방문하였을 때 그의 얼굴은 병색(病色)이 완연하였고 몹시 지친 모습이었다. 원인을 물어보니 일본에서의 박사과정 이수와 잦은 국내와 국제 해양관계 회의, 세미나 등의 격무도 그 원인이었지만, 1987년도부터 앓기 시작한 고질적인 C형 간염(肝炎) 때문이라고 한다.

그 병이 난치병이란 말을 듣고 병의 치유보다 그의 기력(氣力)을 돋우어 주어야겠다는 생각에서 5월에 1회, 7월에 1회 두 번에 걸쳐 손끝에다가 氣를 모은 수기요법(手氣療法)으로 그의 등 뒤의 3개의 경락(經絡)줄기 위의 경혈(經穴)들 그리고 간(肝) 경락(經絡)줄기 위의 13개의 경혈(經穴)들을 차례대로 짚어 준 바가 있었다.

그날 모처럼 사무실에서 만났을 때 공영박사는 병원에서 치료가 되지 않는 난치병이 어떻게 해서 바이러스 자체가 소멸되고 치유가 되는지 집요하게 캐물었지만 내가 한 답변은 고작 척추기능의 활성화와 함께 간(肝) 세포에다 혈액을 공급하는 혈관을 소통시킨 것뿐이라는 것 그리고 덧붙여 『황제내경』의 내용을 설명하였다. 『황제내경』에는 "기혈(氣血)이 통하면 백 가지 병이 낫고 기혈(氣血)이 막히면 백 가지 병이 생긴다"라고 언급되어 있기 때문이다.

그날의 만남은 다음 달의 정기검사 결과가 나오는 것을 보고 재차 만나자는 약속으로 끝났다. 긴가민가하는 공영박사가 기다리던 결과는 그해 9월 하순에 나왔는데 역시 30 미만의 수치였고, 바이러스 역시 검출되지 않았다고 한다. 그리고 이제는 기력(氣力)을 되찾아 격무를 치르는데 아무런 문제를 느끼지 못한다고 하였다. 그해 11월 국제해양관계 대회에 한국 대표로 참석한 바 있는 공영박사는 귀국길에 미국에서 구입하였다면서 화장품 세트를 내 처에게 전해 달라면서 내놓았다.

• (2) B형과 C형의 간염환자(肝炎患者)

경주시 근교에 있는 백석암(白石庵)의 주지스님이 몇 번에 걸쳐 만나자고 청하여 성지곡 공원에서 그 일행들과 만난 것은 1999년 5월 초순이었다. 주지스님은 사찰에 장기 거처하면서 선도(仙道)를 수련 중에 있는 시주(施主)한 분을 대동하였는데 그 시주(施主)는 간 질환으로 고생하고 있는 그의 형님을 함께 동반하였다.

1944년생인 그의 형님은 21살이 되던 1965년도에 월남전에 참전한 바 있었으나 1967년 11월에 간 질환으로 중도 귀국하여 육군 통합병원에서 1년간 치료를 받은 바 있었고 간 질환이 치유가 되지 않은 상태에서 의병(依病)으로 전역(轉役)하였다고 한다. 의병전역(依病轉役) 후에도 계속해서 B형과 C형의 간 질환으로 울산시에 있는 강동병원에서 치료를 받아 왔으나 이제는 간 경변의 초기단계로 들어서게 되어 앞날을 기약할 수가 없다는 하소연이었다.

그날 환자와의 첫 상면 시에 스님과 시주(施主)의 청을 거절하지 못해서 성지곡 공원의 숲속에서 손끝에다 氣를 모은 수기요법(手氣療法)으로 등 뒤의 경락(經絡)줄기와 간(肝) 경락(經絡)줄기위의 경혈(經穴)들을 차례대로 손으로 짚어 막힌 경혈(經穴)들을 소통시켜 주었는데 숲속의 바람에도 불구하고 환자로부터 발출되는 독성으로 인해 내부장기가 굳어져 1주일 정도 식사를 제대로 할 수 없는 치명적인 타격을 입게 되었다. 그리고 머리에는 좁쌀 같은 발진(發疹)이 돋아나면서 얼굴은 검게 변하기까지 하였다.

그날의 수기요법(手氣療法) 치료 시에는 스님과 시주(施主)가 독성을 피해서 10여 미터 떨어져 있었음에도 숲속으로 퍼져 나가는 독성을 느끼게 되었다고 한다. 첫 상면이 있고 한 달 뒤의 정기검진 결과에서는 B형과 C형의 바이러스는 하나도 검출되지 않았고 간의 수치도 또한 정상이었다고 한다. 그해 겨울 주지스님 일행과 더불어 환자가 운영하고 있는 울산시 방어진에 있는 생선회 전문식당으로 초청을 받아서 환자를 만나 보았더니 병색(病色)으로 검었던 얼굴이 정상으로 돌아온 것은 물론 기력(氣力)을 되찾은 모습을 대하게 되었다.

• (3) B형 간암 말기, B형 간 경변 환자(肝炎患者)

『호흡수련과 氣의 세계 제4권』에 수록된 말기 간암과 간 경변 환자는 각각 B형 간 질환이 악화되어 대학병원으로부터 시한부생명임을 판정받았던 중환자들이다. 이들 난치병 환자들이 불과 3개월과 6개월여 만에 치유되기에 이른 것은, 시술자가 그들의 주요혈관을 소통시킴과 동시에 그들 스스로가 자구노력(自救勞力)으로 '입으로 길게 독성을 토해내는 복식호흡'을 생활화함으로서 손끝과 발끝에 이르는 미세혈관(微細血管)을 소통시켜 나갔기 때문이라고 생각된다.

거기에 비해서 (1)과 (2)의 C형 간염환자(肝炎患者) 그리고 B형과 C형의 간염환자(肝炎患者)는 그들의 자구노력(自救勞力)에 의한 복식호흡이 없었고 단지 시술자가 그들의 막힌 혈관을 소통시킨 것에 지나지 않았다. '입으로 길게 숨을 토하는 복식호흡'이 고안된 것은 2001년도에 이르러 개발되었기 때문이다.

(1)의 C형 간염환자(肝炎患者) (2)의 B형과 C형의 간염환자(肝炎患者)는 손끝에다 氣를 모은 수기요법(手氣療法)으로 척추기능의 활성화와 함께 간(肝) 경락(經絡)줄기 위의 경혈(經穴)들을 차례대로 소통시키게 되자 간 세포(細胞)에 혈액이 흘러들어가고 흘러들어간 혈액 중의 '산소'는 간 세포(細胞) 안 깊숙이 자리 잡고 있던 영활한 바이러스를 여지없이 붙 태웠기 때문에 비로소 난치병인 바이러스성 간(肝) 질환을 치유의 길로 이끌었다고 생각한다.

【자구노력으로 C형 간염을 극복한다】

결론은 다음과 같다. C형 간염환자가 복식호흡기를 사용하게 되면 자구노력으로 난치병을 해소하게 된다고 생각한다. 수련자가 둔부가 자연스럽게 들린 채로 복식호흡기 위에 누워 있게 되면 척추선을 타고 내려가는 강력한 몸 안의 기운(압력)을 골반과 다리 부위에다 축적시키는 과정에서 척추관과 그 주변의 혈관은 물론 간 부위를 감싸고 있는 미세혈관과 다리 부위의 미세혈관까지도 소통시켜 나가게 된다.

또한 수련자가 둔부가 자연스럽게 들린 채로 누워서 숨을 들이켜게 되면 들이키는 숨이 자신도 몰라보게 길어지면서 입으로 토하는 숨 역시 길어지는 복식호흡이 자연스럽게 이루어지게 된다. 복식호흡 수련으로 지속적으로 그리고 보다 많이 들이켠 대기 중의 산소는 암과 만성질환의 원인이 된 노폐물 그리고 바이러스를 산화, 연소시켜 난치병의 근원을 소멸시켜 나가게 된다. 수련자가 복식호흡기를 잠을 자면서도 사용하게 되면 불과 1주일여 만에 그러한 복식호흡기를 사용하지 않고서도 복식호흡의 생활화가 가능하게 된다.

요약하자면 앞서의 (1)의 C형 간염환자(肝炎患者) 그리고 (2)의 B형과 C형의 간염환자(肝炎患者)는 시술자가 손끝에다 氣를 모은 수기요법(手氣療法)으로 막힌 혈관을 소통시켜 난치병을 치유의 길로 이끌게 되었다고 생각한다. 이에 비하여 복식호흡기는 시술자의 역할을 충분히 대신할 수 있게 되어 수련자의 자구노력만으로도 난치병을 극복할 수가 있게 된다고 생각한다.

제33장

난치병, 상기병(上氣病) 사례연구

2012년 5월 서울에 살고 있는 이기현(가명) 씨로부터 단전호흡법을 수련하다가 생긴 상기병(上氣病)으로 인해 직장생활은 물론 일상생활조차도 어려운 처지에 처하였으니 이로부터 벗어날 수 있도록 살 길을 열어 달라는 절박한 심정을 호소하는 전화가 연이어 걸려 왔다. 30대 후반의 이기현 씨는 2000년도부터 국내 유수의 모 수련단체에서 3년여간 단전호흡법을 수련하였다고 한다. 전화상으로 그가 얘기하는 내용들이 종잡을 수 없어 이를 정리해서 이메일로 보내 줄 것을 부탁하자 단전호흡을 수련한 과정과 함께 14개에 달하는 그의 증상들이 길게 나열되어 있었다. 이기현 씨가 매일로 보내 온 질환의 증상은 다음과 같다.

이메일로 다시 한번 인사드립니다. 오늘 낮에 전화 통화에서 말씀하신 대로 자세한 내용 글로 적어서 보내 드립니다. 저는 2000년도에 국내 유수의 모 수련단체에서 氣 수련을 시작하였고 2002년도에 들어 호흡수련을 본격적으로 시작하였습니다. 처음에는 잘되는 듯하다가 어느 날인가 부터 가슴이 답답하고 뻐근해 오곤 했습니다. 그럼 현재 제 몸 상태에 대해서 생각나는 대로 자세하게 설명 드리겠습니다.

1. 횡경막 위쪽으로 열기와 압력이 꽉 차 있다는 느낌이 들면서, 근육이 빳빳하게 굳어 오기도 하고, 조여 온다는 느낌이 들 때가 있음.

2. 특히 앞쪽 목 주위와 뒷목이 빳빳하게 굳어 오고 조여 오고 심한 열기가 느껴짐.

3. 소화가 잘 되지 않음(위장과 등 주위가 굳어 있다는 느낌이 있음).

4. 어지럽고 눈앞이 아른거리고 기억력 장애가 있으며 집중력이 많이 저하되어 있고 머리가 항상 맑지 못하고 멍함.

5. 하체 쪽으로 기가 내려가지 않아서 다리에 피가 통하지 않는다는 느낌이 듦.

6. 따라서 특히 소화가 되질 않을 때는 허리와 등 전체가 아파 옴.

7. 가끔 양쪽 손에서 냉기가 쏟아져 나옴.

8. 항상 많이 피곤함(몸이 항상 물에 젖은 솜처럼 무겁고 피곤함).

9. 여전히 대인 기피증세가 있음.

10. 갑자기 주체 못할 정도로 분노, 두려움, 우울함, 슬픔 등의 감정이 표출됨.

11. 늘 느끼기에 몸 안에 기가 올라가지도 내려가지도 않고 횡경막 위쪽으로 정체되어 있다는 생각이 있음.

12. 발기부전 증세가 있고 성욕이 생기질 않음.

13. 소변 줄기가 약하고 힘이 없음.

14. 전체적으로 몸의 왼쪽 부분이 많이 막혀 있음(왼쪽 목과 얼굴에 가끔
    마비 증세가 있음).

　복부 앞면의 정중앙선에는 임맥(任脈)이 있고 임맥(任脈)의 좌우에 신
경(腎經) 그리고 그 바깥으로 위경(胃經)의 경락줄기와 그 위의 경혈(經
穴)들이 대칭적으로 근접거리에 분포되어 있다. 몸체의 측면에는 비경
(脾經), 간경(肝經), 담경(膽經)이 불규칙하게 근접거리에 분포되어 있
고, 그들 경락줄기 위에는 무수한 경혈(經穴)들이 밀집되어 있다.

　이기현 씨의 경우 잘못된 호흡법으로 복부 부위의 경혈(經穴) 경락(經
絡)들이 철저히 막혔기 때문에 혈액이 제대로 소통되지 않아 발병된 것
이다. 억지로 숨을 참는 지식(止息)과 강한 기운을 가두어 놓는 폐기(閉
氣)를 내용으로 하는 강압적인 호흡법에서는, 급격하게 생성된 압력이,
일찍이 그와 같은 강한 기운에 접해 보지 못하였던 연약하고도 민감한
내부장기에 무리와 부작용을 가져오기 때문에 이들 내부장기들이 강한
기운에 순응할 수 있도록 점진적이고 순차적으로 그리고 규칙적이고 반
복적으로 접근하는 것이 필요하다.

　비유하자면 어린 고기를 키우듯이 순치(馴致)시키는 과정이 필요함에
도 불구하고, 그가 이를 그르친 것은 선도단체에서는 물론 그 곳에서 배
운 그가 氣의 본질을 잘못 인식하고 있었기 때문이라고 생각한다.

　고금(古今)의 단서(丹書)는 물론 단전호흡법을 가르치는 선도단체들
은 하늘에는 하늘의 큰 힘줄기. 천지 기운이 있어 아랫배로 들이켜는 숨
이 많으면 많을수록 그리고 아랫배에서 숨을 멈추는 시간이 길면 길수
록 더욱 氣가 생성되고 강화된다고 가르친다. 따라서 억지로 숨을 참고

강한 기운을 가두어 놓는 전통적인 단전호흡법에서는 수련이 진행될수록 위와 같은 무리와 부작용이 생길 것은 불을 보듯이 뻔하다.

【상기병(上氣病)의 해소】

이기현 씨의 경우 우선 그의 아랫배로 통하는 숨길을 터 주기 위해서는 심폐기능(心肺機能)을 활성화시켜야만 한다. 이를 위해 심장 경락(經絡), 폐 경락(經絡). 그리고 심장과 폐를 감싸고 있는 심포경(心包經)의 경락(經絡)줄기와 그 경락(經絡)줄기 위의 경혈(經穴)들을 소통시켜 놓는 것이 필요하다. 그리고 등 뒤의 척추선을 중심으로 뻗어 있는 3개의 경락줄기와 그 위에 분포된 경혈들을 손끝에 氣를 모은 수기요법(手氣療法)으로 소통시켜 주었다. 이들 경락줄기와 그 위에 있는 경혈들을 전력을 다하여 소통시켜 준 이유가 있었다.

척추는 사지(四肢)와 오장육부의 모든 병리(病理)를 도맡고 있다. 척추 내의 척수신경(脊髓神經)이 몸 안의 모든 기관과 관련되어 호흡이나 소화 등 인체의 주요 생리기능을 관장하고 있기 때문이다. 마지막으로는 상기병(上氣)病)의 직접 원인이 되었던 복부 앞면의 정중앙의 임맥(任脈)과 그 좌우에 있는 신경(腎經), 그리고 그 바깥으로 위경(胃經)의 경락줄기와 그 위의 경혈(經穴)들을 소통시키는 데 모든 노력을 집중하였다.

이기현 씨와의 만남은 두 번에 걸쳐 이루어졌고 그에게는 입으로 길게 숨을 토하는 호흡역학을 이용한 복식호흡 수련법을 가르쳤고 이를 생활화하도록 하였다. 그리고 특히 길을 걸어가면서도 할 수 있는 보행 중의 호흡법을 집중적으로 가르친 결과 불과 10여 일 만에 고질적인 상기병(上氣)病)으로부터 그가 벗어나게 되었다.

제34장
과학적 검증이 필요하다

【건강, 의학 정보가 흘러넘친다】

왕성하게 활동할 수 있는 나이에 만성적인 질환이나 성인병에 걸리게 되면 질환에 시달리는 당사자는 물론 그 가족들은 지푸라기라도 잡는 심정으로 보다 나은 치료법을 찾아 헤매게 되고 가진 돈과 시간을 탕진할 수밖에 없는 절박한 처지에 내몰리게 된다. 1990년대 후반 이후 건강과 의학 정보가 봇물처럼 쏟아져 나오고 있다. 신문과 방송은 앞다투어 건강, 의학 보도를 확대하고 있고 최근에는 인터넷까지 가세해 건강지식을 전파하고 있다.

덕분에 대중의 의학지식은 놀랄 만큼 향상되고 있고 심혈관 질환, 뇌혈관 질환, 관상동맥, 고밀도 콜레스테롤, 대사 증후군, 체지방 등의 전문 의학용어들이 이제는 대중의 귀에도 꽤 익숙해졌다. 쏟아져 나오는 각종 의약품이나 건강보조식품들이 앞다투어 만성적인 질환이나 성인병에 특효가 있다고 홍보 매체를 통해 선전하고 있다 보니 정작 질환을 앓고 있는 환자들은 어떤 것을 택하여야 할지 갈피를 잡을 수가 없다. 인터넷은 정보의 바다이다. 그러나 아울러 쓰레기 정보의 바다이기도 하다. 인터넷 검색창에 '암'을 입력하면 '면역력 강화', '암세포 자살', '자연요법' 등 제대로 검증 안 된 업체들의 정보가 넘친다.

【검증과 확인이 필요하다】

오늘날 현대의학이 발전된 의료기술과 첨단의 의료장비로도 그리고 이를 대신한 한방요법으로도 성인병이나 만성적인 질환에 대해 스스로 그 한계를 보이게 되자, 이에 대한 대안으로 대체의학이 새롭게 대두되었고 점차 그 영역을 확대하고 있다. 대체의학에서는 몸속에 날로 쌓이는 독성물질이 질병의 원인이 된다고 보고 이를 제거하는 방법을 둘러싸고 나날이 그 가짓수를 늘리고 있다.

그리고 오늘날에는 이들 대체의학요법들은 그 가짓수를 헤아릴 수 없을 정도로 나날이 증가하고 있다. 이들 독성을 제거하는 갖가지 대체의학 요법들의 특성이나 그 허실(虛實)을 알아보는 방법이나 수단을 개인들이 가질 수가 없기 때문에 허황되고 과장된 갖가지 약제나 치료방법들이 환자들의 이목을 흐트러지게 하고 있다.

단전호흡법이 대체의학 수단으로 확실한 자리를 잡기 위해서는 현대의학으로도 어쩔 수 없는 난치병 질환에 대하여, 질환의 요인을 사전에 방지하거나 또는 이를 해소할 수 있다는 것을 검증 가능하고 반복 가능한 것임을 귀납적인 방법으로 입증하지 않으면 안 된다고 생각한다. 그리고 단전호흡법이 무병(無病)으로 장수할 수 있다는 것을 내세우고 있는 한 무병(無病)으로 장수할 수 있는 길을 또한 제시하지 않으면 안 된다고 생각한다.

1996년 7월에 『조선일보』 편집부 기자 3명이 부산에 있는 직장(국립수산과학원)까지 찾아와 집중적인 취재를 하였던 것은 1996년 6월에 자비 출간된 『호흡수련과 氣의 세계 제1권』에 수록된 氣에 의한 난치병 해소 사례가 과연 가능한 것인가의 여부를 객관적으로 확인하기 위해서였다. 그리고 그 확인된 결과를 1996년 8월 22일자 주간조선에다 금주의 인물로 선정 게재하면서, "氣의 세계에 현대과학을 도입. 기공의 대중화에 기여하였다"라고 언급하였다.

2012년 9월 중순, MBN 방송국의 「천기누설」 팀이 부산과 서울에 있는 환자를 직접 면담하여 취재를 하였던 것은 『호흡수련과 氣의 세계 제4권』에 수록된 바 있는 말기 간암과 간 경변 환자를 치유의 길로 이끌었던 복식호흡의 효능을 객관적으로 검증하고 확인하기 위해서였다.

2016년 11월, 독일에서 한의원 원장과 두 명의 독일인 전문의가 한국을 방문한 것은 말기 난소암과 비장암이 과연 환자의 자구노력으로 이루어진 복식호흡법으로 치유가 되었는지의 여부를 확인하기 위해서였다. 시술자와 환자의 역할분담 그리고 환자의 자구노력에 의한 말기 난소암과 비장암의 극복사례가 최정엽 씨가 운영하고 있는 인터넷의 '간을 다스리는 호흡법'에 소개된 것을 계기로 이를 확인하기 위한 국내외의 관심을 집중시킨 결과 때문이라고 생각된다.

2016년 12월에는 말기 난소암과 비장암 환자를 치유의 길로 이끌었던 '역할분담에 의한 암 극복사례'를 대체의학 관련 논문을 발간하고 있는 국내의 대체의학학회에다 제출한 바 있었다. 그러나 학회로부터는 '과학적으로 검증되지 않은 치유사례'라는 이유로 학회지 게재가 불가하다는 통보를 받았다.

'역할분담에 의한 암 극복사례'에는 시술자와 환자의 역할분담 방식으로 이루어진 난치병의 치유과정이 진행될 때마다 한국 원자력병원에서 발급된 정밀검사 진단서에 의거하여 작성되었고 그 정밀검사에서는 단계마다 이루어지는 환자의 면역력의 변화과정과 함께 그 치유과정들이 정확하게 기록되어 있었다. 그리고 환자의 면역력의 변화과정이 환자의 치유과정과 그대로 일치하였던 것이 해외의 관심을 이끌게 되어 독일로부터 전문의료진을 한국으로 불러들인 계기가 되었던 것이다.

국내의 대체의학 학회에서는 환자의 자구노력에 의한 암 극복사례를 확인하기 위한 아무런 노력도 없이 '과학적으로 검증되지 않은 치유사례'라는 이유만으로 이를 도외시하는 것은 과학을 표방하고 있는 동 학회가 스스로 극히 비과학적인 태도를 견지한 것이라고 생각된다.

제35장
대체의학의 새 지평을 열어 놓는다

최근 미국의 4대 암 연구센터로 불리는 하버드 의대, 다니파비 병원, MD 엔더슨 병원, 메모리얼 슬롬 케터링 병원이 주축이 되어 만든 '암 학회'는 기존의 대체의학을 넘어서 통합의학을 지향하고 있고 많은 종합병원에는 통합의학센터를 개설, 운영하고 있다.

미국 텍사스대의 MD 앤더슨 암 센터의 제임스 엘리슨 교수는 혼조 다스쿠 교토대 교수와 더불어 면역체계의 핵심이 되는 대식세포의 기능과 역할을 규명함으로써 꿈의 항암제로 알려진 제3세대 항암제를 개발할 수 있는 길을 열어 놓았던 공로로 2018년 노벨 생리의학상을 수상한 바 있다.

그러나 대식세포를 추출하여 밖에서 이루어지는 인위적인 방법으로는 대식세포의 기능을 제대로 활성화시킬 수가 없어 오히려 암을 증식시키는 부작용을 가져온다는 사실이 국내외의 연구기관으로부터 이미 밝혀지고 있다.

　복식호흡 수련의 생활화는 생활 자체가 혈관소통으로 이어져 활발해진 혈액 순환으로 대식세포의 활성화는 물론 면역세포에 속하는 호중구, 호염구, 킬러세포, 단핵구, 마이크로 파지 등 모든 면역세포를 활성화시켜 온전한 면역체계를 구축함으로써 어떠한 암이나 바이러스 질환이라고 할지라도 이를 극복할 수 있는 길을 열어 놓게 된다. 마이크로 파지는 대식세포와 같은 기능과 역할을 하고 있기 때문이다.

　'시술자와 환자의 역할분담' 그리고 '환자의 자구노력에 의한 암 극복사례'에는 그 치유과정이 진행되는 동안 이를 뒷받침할 수 있는 대학병원의 종합검진 자료가 뒷받침되어 있어 미국이나 일본 유럽 등에서도 이들 자료들을 검증하는 데에는 별다른 문제가 없다고 생각한다. 따라서 '환자의 자구노력에 의한 암 극복사례'를 공개하여 관련 전문의료기관에서 그것이 반복 가능하고 검증 가능한 방법으로 그 치유 사실을 입증하게 된다면 대체의학의 발전에도 크게 기여하게 되리라고 생각된다. 그 이유는 다음과 같다.

　하바드의대 데이비드 아이젠버그 교수가 1990~1997년 미국인들의 대체의학 이용 실태를 전국적으로 조사해 「미국의학협회지(JAMA)」에 발표한 바에 따르면, 1990년 한 해 동안 미국 사람의 34%가 되는 4250만 명이 대체의학 치료를 받은 바 있고 이는 같은 기간 일반 의료시설 방문자 3880만 명보다 더 많은 사람들이 대체의학 요법을 더 선호하고 있다는 것을 의미하고 있다.

현재 미국에서 사용하고 있는 대체의학 또는 대안의 건강법 중 80%는 침술, 기공, 요가, 지압, 약초요법과 같은 동양의학이라고 한다. 1992년 미국의 국립보건연구원에는 대체의학과가 개설되기에 이르렀고 미국에서는 암 환자의 절반 이상이 통상요법과 대체의학요법을 사용하고 있다고 한다.

미국의 117개 의과대학 중 이미 87개(74%) 의대가 기공과 한방치료를 주 내용으로 하는 대체의학을 정규교과목으로 채택하고 있고 교육과정에서는 교수의 강의. 토론, 사례연구, 세미나, 시술자의 강의 및 시현, 환자 면접 등으로 이루어진다. 현재 미국에는 氣 과학 연구에 물리학·화학 등 분야에 뛰어난 업적을 이룬 학자 4천명 이상이 참여하고 있는 것으로 알려져 있다.

미국 정부에 의한 대체의학 연구단체나 기관에 대한 연구비 지급은 1992년도부터 시작되고 있고 매년 그 연구비가 대폭 증액되고 있으나 그 실적은 미미한 편이라고 한다. 1992년부터 1997년 사이에 29개 과제에 대한 연구비가 지급. 연구시작 5년이 지난 1997년 현재 29개의 주제 중 9개의 주제에 대한 논문이 발간되었으나 그들 논문도 도서관에서 찾아볼 수 없는 의학 잡지에 실렸거나 대조실험을 통한 연구결과가 아니어서 대체의학 발전에 실제의 기여도는 없는 편이라고 한다.

미국 침구의사 가운데 상당수는 서양 의사로 다시 침구학을 공부하여 자격을 취득한 사람들이 많다고 한다. 그것은 미국에선 양의사가 300시간의 침구 교육 과정을 마치면 침을 시술할 수 있기 때문이라고 한다. 존스 홉킨스대학 의대에서는 한의대와 연계를 맺고 학생들이 침구 강좌를 들을 수 있게 문을 열어 놓고 있고 그러한 기회를 제공하고 있는 의대들이 날로 늘어나고 있다.

위싱턴 D. C.에 있는 조지위싱턴대 병원의 독립된 건물에는 침술, 기공, 요가, 지압, 약초요법 마사지요법 등 10여 개 대체요법을 시행하는 '통합의학센터(Center for Intergrative Medicine)'를 운영하고 있고 U. C. 샌디에고 병원과 U. C. 어바인병원, 아리조나주립대 병원도 유사한 대체의학 센터를 운영하고 있다.

미국인들은 동양철학에 기반을 둔 침구 의술의 탁월한 치료 효과와 서양의학과는 비교도 안 되는 저렴한 의료비에 매료되어 침구의술을 고령화 사회를 위한 의료 대안으로 보고 있다. 그리고 서양 의사들의 적극적인 관심과 지원에 힘입어 침구의술은 대중 속으로 빠르게 확산되어 가고 있는 추세라고 한다.

【일본의 대체의학】

일본의 동양요법 학교협회 회장 고토 슈지 씨가 제공한 자료에 의하면 한국의 한의사 수는 1만 5천 명 정도인데 반하여 일본의 경우 국가시험합격자로 등록된 침술사는 123,740명, 뜸을 전문으로 하는 구사(灸師)는 122,612명에 달하고 있다. 그리고 일본의 양의 가운데에는 침술 자격 소지자가 많다고 한다. 동양요법에 관련된 교육기관만 71개교에 달하고 있고 동양요법학교협회에서는 매년 교원의 연수회를 대규모로 실시, 보다 나은 교원의 질적인 발전을 모색하고 있다.

일본에는 기공인구가 폭발적으로 증가해 1990년대 중반에 이미 250만 명을 넘어섰으며, 현재 수많은 기공단체가 활동하고 있다고 한다. 기공 열풍에 휩싸인 일본에선 氣 용품만도 수백 가지가 있으며, 氣를 응용한 건강산업은 그 숫자를 헤아리기 어려울 정도로 방대하다고 한다.

제36장

단전호흡, 무엇이 문제인가?

【氣 修練 소비자 십계명】

무병(無病)으로 장수할 수 있는 길을 수련한다는 의미에서 단전호흡 수련법은 예부터 이를 선도(仙道)라고 일컫고 있다. 진작부터 불어닥친 氣의 바람과 함께 단전호흡을 가르치는 선도단체들은 상업화의 바람을 타고 기업형으로까지 발전되기에 이르렀다. 그리고 전국의 읍, 면 단위에 이르기까지 단전호흡을 가르치는 선도단체들의 수련원이 자리 잡은 지도 오래되었다.

1999년 9월 5일 세종문화회관에서 개최된 바 있는 '새 천년을 여는 수련문화 대토론회'에서는 상기병(上氣病)으로 고생하고 있는 사람들의 거센 항변과 함께 그들의 요구사항이 회의에 참석한 선도단체의 대표에게 직접 제기되었으나 현재까지 단전호흡을 직접 가르친 곳에서도 별다른 대응책이 없다는 데에 문제가 있다.

상기병(上氣病)에 관한 관련 자료를 검색해 보면 명치와 가슴이 답답하고 잠을 못 이룬다. 머리가 아프고 무겁고 옥죄인다. 어깨와 목덜미가 당기거나 아프다. 뜨거운 열기가 머리 쪽으로 치밀어 오른다. 얼굴이 벌겋게 달아오르고 눈이 충혈되고 건조하다. 그리고 만성피로가 계속된다. 현기증, 구토, 메스꺼움이 나타나는 등으로 이어진다.

그날 토론회에서는 '경제적으로 큰 부담 없이 할 수 있는 수련 프로그램을 만들어서 누구나 생활 속에서도 氣 수련을 할 수 있는 기회를 만들어 줄 것과 유료와 무료, 정법과 불법 그리고 정통과 사이비 같은 것을 구분할 수 있는 '氣 수련 소비자 십계명(十誡命)을 만들어 줄 것'을 강력하게 요구하기에 이르렀다.

적지 않는 경비와 함께 노력과 정성을 기울였음에도 몸에 치명적인 질환이 속출하게 되고 더구나 호흡법을 가르친 선도단체에서도 아무런 대책을 내놓지 못하게 되자 시민들의 불만이 제기된 것은 당연한 일이라고 생각된다.

단전호흡수련자가 수련 시에 당면하고 있는 문제 그리고 사회가 전반적으로 당면하고 있는 졸음운전 문제는 기공의 견지에서는 문제의 성격이 분명하고 매우 단순하기 때문에 명확한 해소책을 내놓을 수 있게 된다. 몸 안의 기운(압력)을 복부 아래 하단전(下丹田)이 아닌 골반과 다리 부위에다 축적시키게 되면 복식호흡을 생활화할 수 있기 때문이다.

수천 년의 역사를 가지고 있는 단전호흡법이 몸 안의 기운(압력)을 복부 아래 하단전(下丹田)에다 축적시켜 무병(巫兵)으로 장수할 수 있는 길을 열어 놓고자 하는데 반하여 복식호흡은 몸 안의 기운(압력)을 복부 아래 하단전(下丹田)이 아닌 골반과 다리 부위에다 축적시켜 단전호흡수련자가 수련 중에 겪게 되는 문제와 사회가 당면하고 있는 졸음운전 문제를 해결하고자 하기 때문에 단전호흡이 가지고 있는 구조적인 문제가 무엇인지 철저히 분석되고 파악되는 것 또한 중요하다고 생각한다.

단전호흡법이 가지고 있는 문제가 무엇인지 구체적으로 밝혀지게 되면 단전호흡수련자는 더 이상 어렵고도 힘든 단전호흡을 수련할 이유와 그 필요성이 없어지게 된다. 웰빙 바람과 함께 읍, 면에 이르기까지 전국적으로 운영되고 있는 단전호흡수련원에서 수련자가 복식호흡을 수련하게 되면 수련 시에 당면하게 되는 문제해결은 물론, 사회 문제로 부각되고 있는 졸음운전 문제도 그들 수련자가 앞장서서 해결하는 계기가 된다. 그리고 무엇보다도 중요한 것은 그들 자신들도 무병(無病)으로 장수할 수 있는 길을 터득하게 된다는 사실이다.

【탐구해 본 氣의 세계】

1997년 과학기술부와 한국정신과학학회 공동 주관으로 개최된 바 있는 제1회 한·중·일 국제 氣 과학학술대회에 초청을 받고 발표한 바 있는『탐구해 본 氣의 세계』는『호흡수련과 氣의 세계 제1권』의 요약서로 수련시작과 함께 급격하게 증강되는 '복부압력'을 氣로서 인식하게 되면, 고질적인 상기병(上氣病)으로부터 벗어날 수 있음을 발표한 바 있다.

급격하게 증강된 '압력'으로 인해 연약하고 민감한 내부장기가 장해를 받지 않기 위해서는, 연약하고 민감한 내부장기가 강한 '압력'에 적응할 수 있도록, 점진적이고 순차적으로 그리고 규칙적이고 반복적으로 접근하는 것이 필요하다는 것. 비유하자면 어린 고기를 키우듯이 순치(馴致)하는 과정이 필요하다는 것 그리고 '압력'이란 누르는 힘을 말하고 있고 '압력'이 높은 곳에서는 '압력'이 낮은 곳으로 힘의 흐름이 생기고 그 힘의 흐름이 막힌 혈관을 소통시키게 된다는 것이 동 논문의 주요 내용이 된다.

『호흡수련과 氣의 세계 제3권』에 수록된 "탐구해 본 천지기운"에서는 혈관 벽에 들러붙어 암과 만성 질환의 원인이 되고 있는 노폐물을 태울 수 있는 '산소'를 氣로 인식하여야 한다는 것. 따라서 현대적 의미에서의 단전호흡법은 대기 중의 '산소'를 보다 많이 그리고 무리를 하지 않고 자연스럽게 몸 안으로 끌어들일 수 있는 호흡법으로 당연히 개편되어야 한다는 것을 언급한 바 있다.

한국정신과학학회의 회원이 아니었음에도 동 학술대회에 논문 발표자로 초청을 받았던 이유는 氣에 대한 정의와 함께 선도수련의 최대 난제였던 고질적인 상기병(上氣病)에 대하여 그 해소 방안을 내놓았기 때문이라고 생각한다.

상기병(上氣病)에 대한 해소 방안이 주목과 관심을 끌게 된 것은 중국의 무협소설에서는 물론이고 실제로 무공수련이나 호흡법과 운기법(運氣法)으로 이루어진 내공심법(內功心法)을 수련하다 몸 안에서 급격하게 생성된 강력한 기운(압력)을 제대로 제어하지 못해 주화입마(走火入魔)로 폐인이 되는 경우가 많은데, 그 주화입마(走火入魔)가 다름 아닌 상기병(上氣病)이기 때문이다.

그리고 한국정신과학학회의 회원이 아니었음에도 동 학술대회에 초청을 받게 된 것은 다음과 같은 사유가 첨가되었기 때문이라고 생각한다.

1) 1996년『호흡수련과 氣의 세계 제1권』에 수록된 내용을 확인하기 위한 집중적인 취재가『조선일보』편집국으로부터 이루어졌고 그 취재 결과를 1996년 8월 22일에 발간된 주간조선에 '금주의 인물'로 선정, "氣의 세계에 현대과학을 도입. 기공의 대중화에 기여하였다"라는 기사 내용

2) 매년 수백 권씩이나 쏟아져 나오는 기공 관련 서적 가운데서『호흡수련과 氣의 세계 제1권』과『호흡수련과 氣의 세계 제2권』이 교보문고로부터 유일하게 건강의학 관련 분야에서 연속 베스트셀러로 선정된 것이 한국정신과학학회의 회원이 아니었음에도 동 학술대회에 초청을 받았던 계기가 되었다고 생각한다.

【문명의 사각지대】

하루가 다르게 눈부시게 발전하고 있는 과학과 의학에 힘입어 사람의 건강과 관련된 정보와 지식이 홍수와 같이 쏟아져 나오고 있고 그들 정보와 지식은 각종 홍보 매체를 통해서 순식간에 모든 사람들이 공유할

수 있는 지식정보화시대로 접어든 지도 오래이다.

그러나 사람의 건강을 다스릴 수 있는 정보와 지식이 아무리 넘쳐 난
다고 해도, 적어도 선도(仙道)의 세계에서는 아무런 역할과 기능도 못하
고 있어 선도(仙道)는 세계 문명의 사각지대로 남아 있고 그러한 문명의
사각지대가 수천 년을 이어 오고 있다. 쏟아져 나오는 정보와 지식의 홍
수 속에서도 선도(仙道)의 세계를 굳건히 지킬 수 있었던 것은, 두 가지
의 명제(命題)를 성역화하고 있었기 때문이다. 그리고 이들 2개의 명제
(命題)에 대하여는 아무도 의문을 가질 수 없도록 또한 가져서는 안 되
는 것으로, 단전호흡법을 기록한 책자는 물론 오늘 날 氣의 바람을 타고
기업형으로까지 발전된 선도단체에서는 수련 시마다 이를 강조해 마지
않고 있다.

첫째, 하늘에 있는 천지기운을 숨을 통해서 아랫배 하단전(下丹田) 부
위로 끌어들이게 되면 氣가 생성되고 강화된다. 둘째, 아랫배 하단전(下
丹田)에다 천지기운이 차곡차곡 쌓이는 하단전축기가 이루어지면 척추
관이 관통되는 소주천이 이루어지고 몸 안의 혈관이 남김없이 소통되기
때문에 무병장수(無病長壽)를 누리게 된다는 것이 그 이유이다. 3천여
년 전에 명철한 선인들에 의해 창안된 선도수련법은 그 당시의 과학 지
식과 의학 수준을 있는 그대로를 반영한 시대적 산물에 지나지 않는다.

1997년 노벨 화학 수상자인 폴 보이어와 존 워커는 세포가 모세혈관
을 통해서 공급받은 '당분'을, 역시 모세혈관으로부터 공급받은 '산소'를

가지고 이를 산화, 연소시켜서 사람이 살아가는 데 필요한 생체에너지를 얻게 된다는 것을 이미 밝힌 바 있고 혈액 속에 '산소'가 부족하게 되어 세포가 '당분'을 제대로 산화, 연소시키지 못하게 되면, 혈관 벽에 노폐물이 죽처럼 엉켜 붙어 암과 만성 질환을 일으킨다는 사실이 '세포호흡에 관한 연구'를 통해서 1931년도에 이미 밝혀졌다. (1931년 노벨생리의학상 수상자, 오토 바르부르크 박사)

단전호흡법을 어렵게 생각할 필요가 없다고 본다. 대기 중에 인체의 생리적 기능을 활성화 시킬 수 있는 어떤 '요소'가 있다고 한다면 그 제한된 '요소'를 몸 안으로 끌어 들일 수 있는 특별한 호흡법이 필요한데 그것이 바로 단전호흡법인 것이고 사람의 생체기능을 활성화 시킬 수 있는 어떤 '요소' 즉 '산소'에 대하여는 세계 석학들의 연구가 이미 이루어져 있다.

따라서 현대적 의미에서의 단전호흡법은, 대기 중의 '산소'를 보다 많이 그리고 무리를 하지 않고서 자연스럽게 몸 안으로 끌어들일 수 있는 호흡법으로 당연히 개편되어야 한다. 그러나 현재의 선도단체는 현대과학과 의학이 쌓아 올린 지식과 정보를 반영하고자 하는 노력은커녕 그러한 노력과 시도가 있게 되면, 마음과 뜻을 한 가지로 한 선도인들이 앞장서서 이를 철저히 내치거나 배척하고 있다.

그것은 수천 년 동안 선도세계를 떠받치고 이끌어 온 두 가지의 명제(命題)에 정면으로 어긋난다는 것이 그 이유이다. 수천 년의 역사를 이어 오고 있는 선도(仙道)는, 위의 두 가지 명제(命題)를 내세움으로써 자기 개혁을 통한 쇄신과 발전의 기회를 스스로 포기하였다고 생각된다.

【선도수련의 성패】

수련을 통해서 얻고자 하는 氣를 어떻게 인식하는가 하는 문제는 선도수련의 나아갈 방향을 설정하고 제시하며 수련의 성패를 좌우하는 중요한 요소가 된다. 그것은 수련을 통해서 얻고자 하는 氣를 어떻게 인식하는가에 따라서 수련시의 심법 문제, 수련 시의 장소 선택과 자세 문제, 호흡 수련방식 등이 좌우되고 결정되기 때문이다. 선도수련자가 수련을 통해서 받아들이기를 열망해 마지않는 천지기운에 대해, 그 본질이나 소재에 대해 아무런 의심이나 궁금증을 가지고 있지 않다면, 그의 수련은 맹목적이어서 선도(仙道)의 주변을 맴돌다 결국에는 아무런 것도 얻지 못하고 말 것이다. 설령 그가 수련을 통해 얻었다고 할지라도 자신이 얻은 것이 무엇인지도 모르고 있을 것이다.

오늘날 氣의 바람과 함께 단전호흡 수련 붐이 전국적으로 확산하게 되자 각 신문사나 방송국에서는 앞다투어 선도단체의 대표자들을 출연시켜 氣에 관련된 심층 취재를 벌이는 일이 많아졌다. 그리고 그들 선도단체의 대표자들은 어김없이 그리고 거리낌 없이 하늘의 천지기운, 하늘의 큰 힘줄기를 깊은 호흡을 통해 받아들여야만 비로소 氣가 생성되고 강화된다고 역설해 마지않고 있는 이유는, 그들 선도인들조차도 과학적인 그리고 합리적인 사고를 할 능력을 이미 상실한 결과 때문이라고 생각한다.

암과 바이러스를
소멸시키는
복식호흡

제3부

놀라운 氣의 세계

제37장

내연기관(內燃機關) 가동과 축기(蓄氣)

【인체는 내연기관(內燃機關)의 조합】

선박이나 자동차 그리고 항공기들의 핵심 부위에는 동력을 발생시키는 엔진 즉, 내연기관(內燃機關)을 갖고 있다. 급격한 폭발력에 의해 실린더의 한쪽 벽이 폭발에 의해 밀리면서 다른 여러 개 밀실(密室)과의 연쇄 폭발과정이 일어나게 된다. 연쇄 폭발과정에서 생성된 에너지가 동력선의 축을 돌리고 이 축은 차바퀴와 같은 다른 운송 축을 돌리면서 육중한 운송수단이 비로소 움직이기 시작한다. 따라서 운송수단에 고장이 있을 때에는 핵심 부위인 내연기관(內燃機關)의 내부를 점검하고 고치면 정상화된다.

인체의 모든 기관과 조직을 구성하는 세포들은 조밀한 모세혈관의 망속에 둘러싸여 있다. 그리고 모든 세포는 각자가 특별연소기관인 미트콘트리아라고 하는 독자적인 내연기관(內燃機關)을 가지고 있기 때문에 모세혈관으로부터 공급받은 산소를 가지고 역시 모세혈관을 통해 공급받은 당분을 산화, 연소시켜 인체에 필요한 생체에너지를 만들어 낸다.

【복식호흡의 생활화가 필요하다】

인체를 구성하고 있는 모든 세포가 내연기관(內燃機關)으로서의 기능을 수행하기 위해서는 막힌 혈관을 소통시켜 혈액순환이 제대로 이루어져야만 한다. 특별연소기관인 내연기관을 100% 가동시키기 위해서는 현재 폐용적의 13%만 겨우 활용하고 있는 흉식호흡에서 폐용적의 20내지 30%를 활용할 수 있는 복식호흡수련을 생활화하는 것만이 유일한 해소책이 된다.

【내연기관(內燃機關)의 동력원】

수력발전기는 물을 한군데로 모아 물이 떨어지면서 생기는 수력(水力)의 힘을 이용하여 발전기의 내연기관(內燃機關)을 가동시킨다. 풍력발전기는 바람을 한군데로 모은 풍력(風力)으로 그리고 조력(潮力)발전기는 파도의 힘을 한군데로 모은 조력(潮力)의 힘으로 발전기의 내연기관(內燃機關)을 가동시킨다.

일상생활에서 사람들이 의자 또는 바닥에 앉아서 일을 하거나 생활하게 되면 사람의 무게 중심은 골반으로 이동하게 된다. 또한 서서 일하거나 걷게 되면 사람의 무게 중심은 다리 부위로 이동하게 된다. 무게 중심의 이동에 따라 골반과 다리 부위에는 몸 안의 기운(압력)이 그대로 축적된다.

　무게 중심의 이동에 따라 골반과 다리 부위에 축적된 강력한 몸 안의 기운(압력)을 제대로 활용할 수 있기 위해서는 숨을 복부 아래로 끌어들이는 역할을 하는 횡격막이 본래의 기능을 수행할 때에만 비로소 가능하게 된다.

　둔부가 자연스럽게 들리도록 고안된 복식호흡기 위에 둔부가 들린 채로 누워 있게 되면 30여 개의 척추마디뼈를 감싸고 있는 근육과 인대가 밑으로 당겨짐으로써 생긴 견인력은 몸 안의 기운(압력)을 골반과 다리 부위에다 축적시키는 과정에서 근육과 인대로 된 횡격막에 대한 수축과 이완작용을 거듭하게 되어 횡경막이 본래의 기능을 되찾게 된다. 횡경막이 본래의 기능을 되찾게 되면 코로 숨을 들이켤 때에는 밑으로 내려간 횡격막이 수축되면서 척추선을 타고 내려가는 기운(압력)과 함께 숨을 복부 아래로 끌어내리게 된다.

　이로 인해 척추선을 타고 지속적으로 내려가는 몸 안의 기운(압력)이 무게 중심의 이동에 따라 골반과 다리 부위에 축적된 강력한 기운(압력)과 통합하게 되어 더욱 강력해진 기운(압력)으로 확장된 기도(氣道)를 통해 숨을 끌어들이게 되어 들이켜는 숨이 길어지면서 토하는 숨 역시 길어지는 복식호흡법을 조기에 자연스럽게 정착시키게 된다.

　요약하자면 각 세포들이 가지고 있는 내연기관(內燃機關)을 가동시킬 수 있는 동력원은 이미 갖추어져 있었으나 성인이 되면서는 생활에서 오는 긴장과 스트레스로 인해 근육과 인대로 된 횡격막이 굳어지고 단단하게 되어 이를 활용할 수가 없었다. 둔부가 들리도록 고안된 복식호흡기는 굳어지고 단단하게 된 횡격막의 기능을 되살려 놓는 방법으로 각 세포들이 가지고 있는 내연기관(內燃機關)을 충분하게 가동시키게 된다.

복식호흡기를 사용할 수 없을 때에는 앞에서 언급한 바와 같이 호흡역학을 이용한 복식호흡. 나무에 등을 기대고 하는 복식호흡수련을 생활화하거나 또는 사지건인운동을 이용한 혈관소통법, 보행중의 혈관소통법 수련을 생활화하게 되면 내연기관(內燃機關)을 제대로 가동시키게 된다.

제38장
氣의 본질과 단전(丹田)의 의미

    수천 년 동안 이어져 온 단전호흡에서는 하늘에는 천지기운이 있다고 가르친다. 그리고 복부 아래로 끌어들이는 숨이 많으면 많을수록 그리고 복부 아래애서 숨을 멈추는 시간이 길면 길수록 복부 에는 천지기운이 차곡차곡 쌓이는 하단전축기(下丹田蓄氣)가 이루어져 무병(無病)으로 장수할 수 있게 된다고 가르친다.

    그러나 억지로 숨을 참고 강한 기운을 가두어 놓는 단전호흡에서는 수련 시작과 함께 급격하게 증강된 강한 기운이 연약한 내부장기에 치명적인 피해를 가하게 되어 중도 탈락자가 속출하게 된다.

    아랫배로 들이키는 숨이 많으면 많을수록 그리고 아랫배에서 숨을 멈추는 시간이 길면 길수록 아랫배 부위에는 강력한 '압력'이 생성된다. 현대의학에서는 이를 '복부압력', 또는 복부의 '내부압력'이라고 칭한다. 따라서 전통적인 단전호흡법에서 추구하는 하단전축기(下丹田蓄氣)란 것은 천지기운이 축적된 것이 아니라 결국 '복부압력'이 응축된 것을 의미하게 된다.

단전(丹田)이란 氣를 모으고 기르고 보존하는 곳을 일컫는다. 수천 년 동안 이어져 온 전통적인 단전호흡법에서는, 사방이 열려 있고 개방되어 있는 아랫배의 하단전(下丹田) 부위에다 혈관을 소통시킬 수 있는 '압력'을 축적시키고자 모든 노력과 정성을 기울인다.

하단전(下丹田)은 배꼽 아래 손가락 3개를 겹쳤을 때의 위치(배꼽 아래 약 4,5㎝)로 통상 관원의 자리를 일컫는다. 그러나 이곳은 사방이 열려 있고 개방된 곳이다. '압력'이란 누르는 힘을 말하고 있고 '압력'이 높은 곳에서는 '압력'이 낮은 곳으로 강한 기운(압력)의 흐름이 생긴다. 비유하자면 사방이 열려 있는 곳에다 '압력'을 축적시킨다는 것은 '밑 빠진 독에다 물을 붓는 격'이 되고 '모래 위에다 성을 쌓는 격'이 될 것이다.

수련 시작과 함께 몸 안에서 급격하게 증강되는 강한 '압력'을 氣로서 인식하게 되면 연약하고 민감한 내부장기가 강한 '압력'에 적응할 수 있도록, 점진적이고 순차적으로 그리고 규칙적이고 반복적으로 접근하는 것이 필요하게 된다. 비유하자면 어린 고기를 키우듯이 순치(馴致)하는 과정을 거치게 되면 상기병(上氣病)으로 중도 탈락자가 생기는 일은 결코 생기지 않게 된다.

1997년 제1회 한·중·일 국제 氣 과학 학술대회에서 발표한 바 있는

『탐구해 본 氣의 세계』의 주된 내용은 바로 '氣의 본질을 규명함으로서 선도수련의 최대의 난관이었던 상기병(上氣病) 문제를 해소하는 길을 열어 놓았다고 생각한다.

제39장
원초적 생명력을 이용한 혈관소통법

【인도 요가의 원초적 생명력】

인도 요가의 제4단계는 쿤달리니 수련체계로 氣의 인체 순환을 다루고 있다. 인간의 원초적 생명력은 척추의 꼬리뼈 부분에 응축(凝縮)되어 있고 이를 큰 뱀이 똬리를 튼 채 굳게 움켜잡고 있다. 억지로 숨을 참는 강압적인 호흡법으로 강한 '압력'을 아랫배 부위에다 축적시켜 큰 뱀을 놀라게 하면 큰 뱀이 척추선을 타고 올라가면서 7개의 생명의 수레 즉, 차크라를 순차적으로 돌리게 된다. 그리고 머리 정수리에 있는 마지막 사하스라르 차크라(생명의 수레)를 돌려서 척추선을 관통하게 되면 무병장수와 함께 우주와 더불어 호흡을 하게 되고 인간은 드디어 해탈(解脫)의 경지에 이른다고 언급하고 있다.

인도 스와미라마의 저서인 『호흡의 신비로 초대』에는 요가식의 강압적인 호흡법을 다음같이 소개하고 있다. "10초간 코를 통해서 끌어들인 숨을 아랫배에서 40초간 멈추었다가 코를 통해서 20초간 토해 낸다" 호흡을 시작하자마자 아랫배에 급격하게 생성되는 강력한 '압력'으로 발생할 수 있는 부작용을 방지하기 위해 반드시 사부(師父)의 엄격한 지도하에서만 이를 수련하여야 한다고 기록하고 있다.

인도 요가에서는 어렵고도 힘든 강압적인 호흡법으로 아랫배 부위에다 축적시킨 압력을 이용하여 척추선 아래에 응축된 원초적 생명력을 일깨워 척추관과 그 주변의 혈관을 소통시켜 무병장수를 가져다준다는 소주천(小周天)을 이루고자 한다.

우리가 일상생활에서 겪게 되는 현상을 관찰하게 되면 보다 쉽고 간편한 방법으로도 인체에 내재된 원초적 생명력을 일깨워 척추관과 그 주변의 혈관은 물론 전신에 걸쳐 뻗어 있는 미세혈관까지도 소통시킬 수 있는 방법을 찾을 수 있다.

· **(1) '입을 닫고 숨을 멈춘다'**

입으로 길게 숨을 토하고 난 뒤에 '입을 닫고 숨을 멈추게 되면' 수련자의 의지와 관계없이 뼈대에 응축된 원초적 생명력(原初的 生命力)이 상상을 초월한 강력한 기운(압력)으로, 코를 통해서는 물론 피부표면의 모세혈관까지도 열어놓고 대기 중의 산소를 맹렬하게 끌어들이게 된다.

• (2) 왜 그러한가?

심장이 멎을 정도로 놀라게 되면 피부 표면에는 소름(氣孔: 숨구멍)이 돋아난다. 인체에 절대 필요한 대기 중의 산소 공급이 차단되는 순간 뼈대에 응축된 원초적 생명력(原初的 生命力)이 상상을 초월한 강력한 기운(압력)으로 피부 표면의 모세혈관을 열어 놓고 맹렬하게 대기 중의 '산소'를 끌어들이기 때문이다. 숨을 멈추자마자 피부 표면에 소름(氣孔 : 숨구멍)이 돋았다는 것은, 피부 표면의 모세혈관이 열렸다는 것을 의미하게 된다.

마찬가지의 이치로 입으로 길게 숨을 토하고 난 뒤에 '입을 닫고 숨을 멈추게 되면' 뼈대에 응축된 원초적 생명력(原初的 生命力)이 상상을 초월한 강력한 기운(압력)으로 척추관과 그 주변의 혈관을 소통시켜 아랫배로 통하는 숨길을 열어 놓게 되고 열린 숨길을 따라 수련자의 의지와 관계없이 코를 통해서 지속적으로 숨을 끌어 들이게 된다.

또한 입을 닫고 숨을 멈추게 되면 팔과 다리 부위 그리고 전신에 걸쳐 약한 전기에 감전된 듯한 저릿저릿한 느낌이 생긴다. 이는 뼈대에 응축된 원초적 생명력(原初的 生命力)이 상상을 초월한 강력한 기운(압력)으로 피부 표면의 모세혈관을 열어놓고 대기 중의 산소를 강력하게 끌어들이고 있기 때문이다.

수련자의 의지와 관계없이 코로는 물론 피부 표면의 모세혈관을 통해서 지속적으로 끌어들인 대기 중의 산소는 혈관 벽에 들러붙어 암과 만성질환의 원인이 되고 있는 노폐물 그리고 몸 안에 침투한 바이러스를 맹렬하게 태워 그 폐기물인 독성을 입으로 길게 토하게 된다.

'입을 닫고 숨을 멈추는 동작을 거듭하게 되면' 골반과 다리 부위에 응축된 강력한 원초적 생명력은 몸 안의 기운(압력)을 골반과 다리 부위에다 결집시키는 힘으로 작용하게 된다. 골반과 다리 부위에 축적된 강력한 기운(압력)은 코로 숨을 들이킬 때에는 근육과 인대로 된 기도(氣道)와 횡경막을 늘어뜨리고 확장된 기도(氣道)를 통해서 숨을 끌어들이는 흡인력으로 작용하게 되어 들이키는 숨이 길어지면서 입으로 토하는 숨역시 길어지는 복식호흡법을 생활화하게 된다.

【소주천(小周天)과 대주천(大周天)】

단전호흡법에서는 억지로 숨을 참는 강압적인 호흡법으로 하단전축기(下丹田蓄氣)가 이루어져 척추관과 그 주변의 혈관을 소통시키는 소주천(小周天)이 이루어지게 되면 무병(無病)으로 장수할 수 있다고 가르친다.

그러나 하단전축기(下丹田蓄氣)가 제대로 이루어져 무병장수(無病長壽)의 꿈을 이룬 선도인은 수천 년의 역사를 통해서 손으로 헤아릴 정도에 지나지 않는다. 또한 억지로 숨을 참는 강압적인 호흡법에서는 들이켜는 대기 중의 산소의 양이 턱도 없이 부족하기 때문에 혈관 벽에 들러붙어 암과 만성 질환의 원인이 되고 있는 노폐물을 제대로 태울 수도 없게 된다.

'입을 닫고 숨을 멈추게 되면' 지속적으로 척추선을 타고 내려가는 몸안의 기운(압력)의 일부는 항문과 발끝을 통하여 배출되어 나가고 미처 배출되지 않은 기운(압력)은 그대로 골반과 다리 부위에 축적된다. 골반과 다리 부위에 축적된 기운(압력)은 지속적으로 척추선을 타고 내려가는 몸 안의 기운(압력)에 밀려 발바닥을 거쳐 척추선을 타고 올라가면서 막힌 혈관을 소통시켜 나가게 된다.

'氣는 마음을 따르고 마음은 氣를 따른다' 수련자가 코로 숨을 들이켤 때 등 뒤의 척추선과 어깨선이 맞닿는 대추혈(大椎穴) 부위에다 의식을 두고 숨을 들이켜게 되면 척추선을 타고 지속적으로 내려가는 강력한 기운(압력)을 발바닥을 거쳐 등 뒤 어깨선과 척추선이 마주 닿는 대추혈(大椎穴) 부위에다 결집시키게 되고 입으로 길게 숨을 토하게 되면 대추혈(大椎穴) 부위에 결집된 몸 안의 기운(압력)의 일부는 머리와 팔 부위로 그리고 나머지 대부분의 기운(압력)은 몸 통 앞쪽의 척추선을 타고 내려가면서 막힌 혈관을 소통시켜 나가게 된다.

요약하자면 '입을 닫고 숨을 멈추는 단순한 동작'을 지속적으로 수련하게 되면 어렵고도 힘든 강압적인 호흡법 그리고 하단전축기 과정을 거치지 않더라도 척추관과 그 주변의 혈관을 소통시키는 소주천(小周天)은 물론 전신에 걸쳐 미세혈관까지도 소통시키는 대주천(大(周天)이 자연스럽게 이루어진다.

【압력과 산소】

혈관 벽에 노폐물이 죽(粥)처럼 엉겨 붙어 딱딱하게 변한 '죽상동맥경화'인 상태로 혈관이 좁아져 있게 되면, 성인병이나 만성적인 질환을 일으키는 요인이 된다. 좁아져 있는 혈관을 소통시킬 수 있는 방법은 크게 두 가지로 대별된다. 첫째 막혀 있는 혈관을 뚫을 수 있는 강력한 '압력'이 있어야만 한다. 그리고 두 번째로는 혈관 벽에 켜켜이 쌓여 있는 노폐물을 산화, 연소시킬 수 있는 '산소'가 지속적으로 공급될 수 있는 새로운 호흡법의 개발이다.

'입을 닫고 숨을 멈추는 단순한 동작'을 거듭하는 것만으로도 인체에 내재된 원초적 생명력을 일깨우게 되어 혈관소통에 필요한 강력한 '압력'과 함께 질병의 원인이 되고 있는 노폐물을 지속적으로 산화 연소시킬 수 있는 대기 중의 '산소'를 코로는 물론 피부표면의 모세혈관을 열어놓고도 끌어들이게 된다.

【사전준비 운동이 필요하다】

입을 닫고 숨을 멈추는 단순한 동작만으로도 상상을 초월하는 강력한 기운(압력)으로, 척추관과 그 주변의 혈관을 소통시켜 나가는 과정에서 연약하고도 민감한 내부장기에 무리와 부작용을 초래하기 때문에 반드시 사전준비 운동으로 사지견인운동(四肢牽引運動)을 하는 과정이 필요하다. 손바닥과 발바닥을 위와 아래로 뻗는 사지견인운동(四肢牽引運動)을 거듭하게 되면 뼈대를 빈틈없이 감싸고 있는 근육과 인대에 대한 수축과 이완작용을 거듭하게 함으로서 굳어지고 맺혀 있는 근육과 인대를 풀어 주게 된다.

혈관소통의 강도는 입을 닫고 숨을 멈추는 시간과 비례하게 된다. 따라서 입을 닫고 숨을 멈추는 시간은 처음 5초 내지 10초 전후로 하는 것이 바람직하다. 5초 내지 10초 전후로 숨을 참더라도 수련자의 의지와 관계없이 코를 통해서는 부분적으로 그리고 지속적으로 숨을 끌어 들이기 때문에 숨을 참는 데 따른 갑갑함이나 불편은 없어지게 된다.

연약하고 민감한 내부장기가 강력한 기운(압력)에 적응할 수 있도록 처음에는 아침과 저녁에 하루에 2회 정도 그리고 1회 수련시간이 5분이 넘지 않도록 하는 것이 중요하다. 그리고 인체에다 무리를 가하지 않도록 그 수련 횟수와 수련시간을 점진적으로 늘려 가는 것이 필요하다.

제40장
중국의 내공심법(內功心法)

【무협소설의 정석(定石)】

중국의 무협소설에는 하나의 패턴이 있다. 피맺힌 한을 안고 원수를 갚기 위해 산야를 헤매던 어린아이는 이미 무림계에서 은퇴한 후 은밀하게 몸을 숨기고 있는 당대 최고의 무림인으로부터 무예를 전수받게 된다. 사부는 결코 처음부터 무예를 가르치지 않는다. 제자가 되는 아이의 심성과 자질을 오랫동안 검증하고 난 뒤 호흡법과 운기법(運氣法)으로 이루어진 내공심법(內功心法)을 가르친다.

인체에 내재되어 있는 잠재력을 극대화시키는 방법은 아랫배 쪽으로 숨을 끌어들이는 호흡법밖에 없기 때문이다. 깊은 호흡법으로 숨을 끌어들이게 되면 아랫배 부위에 강한 기운이 차곡차곡 쌓이는 하단전축기(下丹田蓄氣)가 드디어 이루어지고 이렇게 생성된 하단전축기(下丹田蓄氣)는 몸 안의 막혀 있는 혈관을 거침없이 소통시키게 된다.

하단전축기(下丹田蓄氣)로 형성된 강한 기운(압력)으로 혈관을 소통시키는 것을 운기법(運氣法)이라고 한다. 그리고 운기법(運氣法)에서 처음 시도하는 것이 바로 척추선의 앞과 뒤에 있는 경락줄기를 관통시키는 소주천(小周天)의 완성이다. 무협소설에서는 척추선의 뒤쪽에 있는 독맥(督脈)과 몸통 앞쪽의 임맥(任脈)을 소통시킨다는 뜻에서 임, 독맥(任, 督脈)을 소통시킨다고 표현하고 있다.

사부의 엄격한 그리고 자상한 지도로 등 뒤의 독맥(督脈)줄기와 몸통 앞쪽의 임맥(任脈)줄기를 관통시키게 되면 비로소 소주천(小周天)을 이루게 되는데, 이는 선도의 세계에서는 신선의 명부에 그 이름이 등재된다는 고차원의 기공의 세계이다. 또한 정진수련으로 이 단계에 이르게 되면 몸 안의 질환이 없어져 무병장수를 이루게도 된다. 제자가 각고한 노력 끝에 이러한 단계에 이르게 된 연후에 비로소 사부로부터 무예를 전수받게 된다.

몸 안의 기혈(혈액)이 소통되어 사부로부터 무공의 진수인 절예(絶藝)를 전수받은 제자가 드디어 천하 무림을 제패하면서 원수를 갚고 악의 무리를 소탕하게 된다. 소주천(小周天)을 할 수 있는 호흡법과 운기법(運氣法)이 기록된 내공심법(內功心法)은, 각 문파에서는 적전제자(嫡傳弟子)에게만 전수되는 천하의 비급(秘笈)이었기 때문에 이를 차지하기 위한 사문(師門)의 배반이 있고 군웅들의 쟁탈의 대상이 되다 보니 피비린내 나는 살겁(殺怯)의 바람이 휘몰아친다.

그러나 그러한 비전지법들은 사부의 도움을 받아 아무리 정밀하게 오랫동안 수련하여도 몸 안의 혈관 소통과 기공능력의 신장에는 한계가 있기 마련이다. 기공능력을 최고도로 발휘하기 위해서는 아랫배까지 숨을 끌어들이는 깊은 호흡법으로 강한 기운이 차곡차곡 쌓이는 하단전축기(下丹田蓄氣)가 이루어져야 하고 이를 바탕으로 몸 안의 혈관이 빠짐없이 소통되어야만 한다.

그러나 아무리 수련을 정밀하게 그리고 오랫동안 또한 어떠한 뛰어난 비법을 가지고 수련한다고 할지라도, 강한 기운이 아랫배에 쌓이는 하단전축기(下丹田蓄氣)에는 어쩔 수 없는 한계를 스스로 가지게 된다. 그리고 설령 하단전축기(下丹田蓄氣)가 아무리 충실하게 이루어졌다고 할지라도 몸 안의 혈관을 빠짐없이 소통시킨다는 것은 극히 어려울 수밖에 없다. 위에서 언급하고 있는 '기혈(氣血)을 소통시킨다'라는 것은 '혈관을 소통시킨다'라는 것과 같은 동의어가 된다. 혈관을 소통시키기 위해서는 氣의 관로가 되는 경혈을 소통시켜야만 하기 때문이다.

【소림사의 장경각(藏經閣)】

중국 소림사의 장경각(藏經閣)에는 역근경(易筋經)이 비장되어 있었고 이 비전지법은 예부터 능히 환골탈태를 가져올 수 있는 내공심법(內功心法)의 비전으로 알려져 있다. 청(淸)의 강희제가 자신의 노쇠문제를 해결하고자 이를 빌려 수련코자 하였으나 만주족이라고 하여 끝끝내 거절당하였다는 고사가 전해져 온다.

역근경(易筋經) 가운데에는 내부 장기의 독성을 씻어 내는 부장관기

(腑臟貫氣)와 몸을 쇠처럼 단련하는 강신공(强身功)이 포함되어 있다고 한다. 이들 비전지법은 내밀히 적전제자에게만 전수되어 오고 은밀히 혼자서만 수련할 수 있는 비전지법이다.

내부 장기의 독성을 씻어 내는 부장관기(腑臟貫氣)와 몸을 쇠처럼 단련하는 강신공(强身功)은 수련자가 등을 바닥에 대고 누워서 두 다리를 어깨 넓이보다 약간 더 넓게 벌리거나 또는 두 발 뒤꿈치 사이에 약 20㎝의 거리를 두고 느슨한 형태의 마름모꼴을 취하고서 수련을 거듭하게 되면 수월하게 이루어지게 된다.

수련자가 위와 같은 수련자세를 취하게 되면 30여 개의 척추마디뼈를 감싸고 있는 근육과 인대가 밑으로 당겨지면서 생긴 견인력이 몸 안의 기운(압력)을 골반과 다리 부위에다 축적시키는 과정에서, 척추관과 그 주변의 혈관 그리고 발바닥의 미세혈관까지도 소통시켜 나가게 된다.

골반과 다리 부위에 축적된 몸 안의 기운(압력)은 수련자가 코로 숨을 들이킬 때에는 근육과 인대로 된 기도(氣道)와 횡경막을 늘어뜨리고 확장된 기도(氣道)를 통해 숨을 끌어들이는 흡인력으로 작용하게 되어. 들이키는 숨이 길어지면서 입으로 토하는 숨 역시 길어지는 복식호흡을 생활화하게 된다.

복식호흡의 생활화로 지속적으로 보다 많이 들이켠 대기 중의 산소는 좁은 혈관 벽에 들러붙어 암과 만성 질환의 원인이 되고 있는 노폐물을 산화, 연소시켜 질병의 원인을 소멸시켜 나가게 된다. 골반과 다리 부위에 축적된 몸 안의 기운(압력)은 코로 숨을 들이킬 때에는 몸 안의 기운(압력)을 골반 부위에다 결집시키게 되고 입으로 길게 숨을 토하게 되면 골반 부위에 모였던 몸 안의 기운(압력)이 제자리로 되돌아가는 과정에서 막힌 혈관을 소통시키게 되어 생활 자체가 혈관소통으로 이어지게 된다.

이로 인해 활발해진 혈액순환으로 쌓인 피로를 풀어 주게 되고 기력을 날로 증진, 강화하게 된다. 수련자가 큰 나무에 등을 기대고 앉아 수목지기(樹木之氣)를 이용한 내공심법(內功心法)을 수련하게 되면 내부 장기의 독성을 씻어 내는 부장관기(腑臟貫氣)와 몸을 쇠처럼 단련하는 강신공(强身功)을 보다 확실하게 이루어지게 한다고 생각한다.

제41장
수목지기(樹木之氣)를 이용한 내공심법(內功心法)

【큰 나무에 등을 기대고 앉는다】

큰 나무에 등을 기대고 앉아 두 다리를 어깨 넓이보다 약간 더 넓게 벌리거나 또는 두 발뒤꿈치 사이에 약 20㎝의 거리를 두고 느슨한 형태의 마름모꼴을 취하고서 코로 숨을 들이켜게 되면 들이켜는 숨이 몰라보게 길어지면서 입으로 토하는 숨 역시 길어지는 복식호흡이 저절로 이루어진다.

위와 같은 자세를 취함으로써 둔부가 들려져 있게 되면 30여 개의 척추마디뼈를 감싸고 있는 근육과 인대가 밑으로 당겨지면서 생긴 견인력은 근육과 인대로 된 기도(氣道)와 횡경막을 늘어뜨리고 확장된 기도(氣道)를 통해서 숨을 끌어들이는 흡인력으로 작용하기 때문이다. 복식호흡으로 보다 많이 들이켠 대기 중의 산소는 혈관 벽에 들러붙어 암과 만성 질환의 원인이 되는 노폐물을 맹렬하게 태워 그 폐기물인 독성을 입으로 토하게 된다.

둔부가 들려 있게 되면 지속적으로 척추선을 타고 내려가는 몸 안의 기운(압력)의 일부는 항문과 발끝을 통하여 배출되어 나가고 미처 배출되지 못한 기운(압력)은 그대로 골반과 다리 부위에 축적되는 과정에서 척추관과 그 주변의 혈관은 물론 발바닥의 미세혈관까지도 소통시키게 된다.

골반과 다리 부위에 축적된 기운(압력)은 지속적으로 척추선을 타고 내려가는 몸 안의 기운(압력)에 밀려 발바닥을 거쳐 척추선을 타고 올라가면서 막힌 혈관을 소통시켜 나가게 된다.

【소주천(小周天)과 대주천(大周天)】

수련자가 거듭된 수련으로 위와 같은 수련단계에 도달하게 되면 척추관과 그 주변의 혈관을 소통시키는 소주천(小周天)은 물론 전신에 걸쳐 혈관을 소통시키는 대주천(大周天)이 수월하게 이루어진다.

'氣는 마음을 따르고, 마음은 氣를 따른다' 수련자가 큰 나무에 등을 기대고 앉아 두 다리를 어깨 넓이보다 약간 더 넓게 벌리거나 또는 두 발뒤꿈치 사이에 약 20㎝의 거리를 두고 느슨한 형태의 마름모꼴을 취한다.

그리고 코로 숨을 들이켤 때 등 뒤의 척추선과 어깨선이 맞닿는 대추혈(大椎穴) 부위에다 의식을 두고 숨을 들이켜게 되면, 척추선을 타고 지속적으로 내려가는 강력한 기운(압력)을 발바닥을 거쳐 등 뒤 어깨선과 척추선이 마주 닿는 대추혈(大椎穴) 부위에다 결집시키게 되고 입으로 길게 숨을 토하게 되면 대추혈(大椎穴) 부위에 결집된 몸 안의 기운(압력)의 일부는 머리와 팔 부위로 그리고 나머지 대부분의 기운(압력)

은 몸통 앞쪽의 척추선을 타고 내려가면서 막힌 혈관을 소통시켜 나가게 된다.

요약하자면 큰 나무에 등을 기대고 앉아 위와 같은 수련 자체를 취하고서 수련을 거듭하게 되면 어렵고도 힘든 강압적인 호흡법 그리고 하단전축기 과정을 거치지 않더라도, 척추관과 그 주변의 혈관을 소통시키는 소주천(小周天)은 물론 전신에 걸쳐 미세혈관까지도 소통시키는 대주천(大(周天)이 자연스럽게 이루어진다.

【혈액을 맑게 하는 자연 정화 시스템】

복식호흡을 생활화할 수 있는 단계에 이르렀을 때 큰 나무에 등을 기대고 앉아 두 다리를 어깨 넓이보다 약간 더 넓게 벌리거나 또는 두 발뒤꿈치 사이에 약 20㎝의 거리를 두고 느슨한 형태의 마름모꼴을 취하고 있는 상태에서 가만히 입을 열어 놓고 있게 되면 코로는 수련자의 의지와 관계없이 대기 중의 산소를 지속적으로 끌어들이게 되고 열려진 입을 통해서는 몸 안에서 활발하게 이루어진 산화 연소작용으로 생긴 노폐물의 폐기물인 독성을 열린 입을 통해서 지속적으로 토하게 된다.

큰 나무에 등을 기대고 앉아 둔부가 들려 있게 되면 지속적으로 척추선을 타고 내려가는 몸 안의 기운(압력)이 수련자의 의지와 관계없이 코를 통해서 숨을 끌어들이는 흡인력으로 작용하기 때문이다.

코를 통해서 지속적으로 그리고 보다 많이 끌어들인 대기 중의 산소는 폐로 이어지는 기도(氣道)와 위장으로 이어지는 식도(食道)로도 들어가게 된다. 기도(氣道)와 식도(食道)를 동시에 이용하는 복합호흡이 이루어지는 이유는 입을 열어 놓고 있는 상태에서 수련을 하게 되면 식도(食道)가 자연스럽게 열리기 때문이다.

이로 인해 지속적으로 끌어들인 대기 중의 산소는 몸 안의 노폐물은 물론 혈액 중의 고혈당, 코르스테롤, 바이러스, 세균, 곰팡이 등의 유해 물질을 산화, 연소시키게 되고 혈액이 맑아진 것만큼 정신이 맑아지게 된다. 비유하자면 등을 기대고 있는 나무는 위와 같은 수련 자세를 취하는 것만으로도 혈액을 맑게 하는 혈액 정화기로서의 기능을 수행하게 된다.

【화산파(華山派)의 내부 장기 청소법】

중국 화산파(華山派)의 관사이홍의 저서인 『도인(道人)』에는 내부 장기를 청소하기 위해 코를 통해 밖의 대기를 13회 연속해서 아랫배로 끌어들이고 그렇게 연속해서 끌어들인 숨을 입을 통해 한 번의 동작으로 토해 내는 호흡법을 소개하고 있다.

코를 통해 쉬지 않고 13회 연속해서 끌어들인 밖의 대기는, 몸 안에서 강력한 '압력'을 형성하기 때문에 반드시 수련 시에는 복부를 두터운 천으로 감싸도록 하고 있다. 이와 같이 강압적인 호흡법으로 복부에 생성된 강력한 '압력'은 이미 폐쇄되어 그 기능을 상실한 배꼽을 열어 놓게 되어 복부 안에 생성된 폐기가스를 배꼽을 통해서 배출한다는 것이 그 난해한 호흡법의 내용이 된다.

　어린 나이에 화산파(華山派)에 입문, 사문(師門)의 비전지법인 내공심법(內功心法)을 전수받아 절정의 무예고수가 되었던 관사이홍의 내부 장기 청소법은, 몸 안의 노폐물의 배출기관인 항문을 그대로 두고 태아의 출생과 더불어 이미 폐쇄되어 그 기능을 상실한 배꼽을 강제로 개통시키는 따라서 자연의 순리에 어긋나는 어렵고도 힘든 호흡법이라고 생각된다.

　거기에 비한다면 나무그루터기에 편안하게 기대고 앉아서 수목지기(樹木之氣)를 이용하여 내공심법(內功心法)을 수련하는 것은 화산파(華山派)에서 수행하고자 하는 내부 장기 청소보다 강력하고 효율적으로 그리고 보다 쉬운 방법으로 이루어지게 된다고 생각한다.

제42장

에너지와 氣의 회로도

【혀의 조직과 기능】

10cm 정도의 길이를 가진 근육조직으로 된 혀는 주변 근육들의 도움으로 혀를 동그랗게 말거나 끝을 위로 올리는 등의 다양한 움직임을 통해 음식물을 골고루 섞고 목으로 삼키는 기능을 한다. 또한 혀를 자유롭게 움직이면서 공기를 통과시켜 소리를 만드는 기능을 하게 된다.

근육조직으로 된 혀는 30여 개의 척추마디뼈를 근육과 인대로 감싸고 있는 척추기립근(脊椎起立筋)과 서로 연결되어 있고 척추기립근(脊椎起立筋)은 또한 머리와 팔, 다리의 근육과 인대와도 연결되어 있다. 근육 조직으로 된 혀의 기능을 활용하게 되면 무병으로 장수할 수 있다는 척추관과 그 주변의 혈관을 소통시키는 소주천(小周天)은 물론 전신에 걸쳐 막힌 혈관을 소통시키는 대주천(大周天)을 보다 쉽게 그리고 확실한 방법으로 이룰 수가 있게 된다.

【수련자세와 수련방법】

수련자가 등을 바닥에 대고 누워서 두 다리를 어깨보다 약간 더 넓게 벌린다. 수련자가 혀끝에다 의식을 두고 코로 숨을 들이켜게 되면. 머리와 팔 부위로부터 그리고 척추선을 타고 올라가고 있는 몸 안의 기운(에너지)을 척추선과 어깨선이 맞닿는 대추혈(大椎穴) 부위에다 결집시키게 되고 입으로 길게 숨을 토하게 되면 대추혈(大椎穴) 부위에 결집된 몸 안의 기운(압력)은 제자리로 되돌아가는 과정에서 막힌 혈관을 소통시켜 나가게 된다. 왜 그러한가?

1) 인체는 200여 개의 뼈대로 이루어져 있고 이들 200여 개의 뼈대들은 600여 개의 근육과 인대들로 빈틈없이 감싸고 있다. 몸 안에서 기둥 역할을 하고 있는 척추에는 30여 개의 척추마디뼈를 근육과 인대로 연결된 척추기립근(脊椎起立筋)이 수직으로 뻗어 있어 머리와 팔. 다리 운동 그리고 허리의 굴신이 가능해진다.

2) 수련자가 등을 바닥에 대고 둔부가 들린 채로 누워 있게 되면 30여 개의 척추마디뼈를 감싸고 있는 근육과 인대가 밑으로 당겨지면서 생긴 견인력은 몸 안의 기운(에너지)을 골반과 다리부위에다 축적시키는 과정에서 척추관과 그 주변의 혈관은 물론 발바닥의 미세혈관까지도 소통시켜 나가게 된다.

3) 골반과 다리 부위에 축적된 기운(에너지)은 지속적으로 척추선을 타고 내려가는 기운(에너지)에 밀려 발바닥을 거쳐 척추선을 타고 올라가면서 막힌 혈관을 소통시켜 나가게 된다.

4) 氣는 마음을 따르고 마음은 氣를 따른다. 코로 숨을 들이킬 때에 혀 끝에다 의식을 두는 것만으로도 혀에다 힘을 가하게 되어 척추선과 어깨선이 맞닿는 대추혈(大椎穴) 부위에다 몸 안의 기운(에너지)을 자연스럽게 결집시키게 되고 입으로 길게 숨을 토하게 되면 대추혈(大椎穴) 부위에 결집된 몸 안의 기운(에너지)이 제자리로 되돌아가는 과정에서 막힌 혈관을 소통시켜 나가게 된다.

요약하자면 들숨과 날숨만으로도 막힌 혈관을 소통시킬 수 있는 에너지와 氣의 회로도가 몸 안에 구축된다. 거듭된 수련으로 에너지와 氣의 회로도를 몸 안에다 구축하게 되면 활발해진 혈액순환으로 면역력을 되찾게 되어 오늘 날 현대 의학으로도 어쩔 수 없는 암이나 갖가지 만성질환 그리고 바이러스 감염질환을 사전에 예방하게 되고 난치병이 생겼을 때에는 자구노력으로 이를 극복할 수가 있게 된다.

또한 둔부가 들린 채로 누워 있게 되면 지속적으로 척추선을 타고 내려가는 기운(애너지)은 근육과 인대로 된 기도(氣度)와 횡격막에 대한 수축과 이완 작용을 거듭하게 되어 기도(氣度)가 확장되고 횡격막이 제 기능을 되찾게 된다. 이로 인해 입으로 길게 숨을 토하는 복식호흡을 정착시켜 이를 생활화하게 된다.

복식호흡의 생활화는 산소포화도를 항상 95% 이상을 유지하게 함으로서 바이러스에 대한 면역력을 갖게 된다. 또한 복식호흡의 생활화는 수면 중에 혀가 목 뒤로 처져서 기도(氣度)를 막아서 생기는 수면 중 무호흡, 코골이를 근원적으로 해소하게 되고 사회적 문제로 나날이 심각성을 더해 가고 있는 졸음운전 문제도 자연스럽게 해소할 수가 있게 된다.

인체의 생태학적 구조와 특성을 제대로 파악하고 이를 활용하게 되면 억지로 숨을 참는 단전호흡법 그리고 몸 안의 기운(에너지)을 하단전에 다 축적시키는 어렵고도 힘든 하단전 축기과정을 거치지 않고서도 들숨과 날숨만으로도 막힌 혈관을 소통시킬 수 있는 에너지와 氣의 회로도를 몸 안에다 구축할 수가 있게 된다.

건강과 관련된 수련에는 정성과 노력이 필요하다. 수련자가 인체의 생태학적 구조와 특성을 제대로 파악하고 수련을 거듭하게 되면 막힌 혈관을 소통시킬 수 있는 에너지와 氣의 회로도를 몸 안에다 구축하는 것이 생각만큼 결코 어렵지 않다는 것을 체험을 통해서 확인할 수가 있게 된다고 생각한다.

제43장

태식호흡(胎息呼吸), 기공호흡(氣孔呼吸)

단전호흡법을 기술하고 있는 옛 단서(丹書)에는 다음과 같이 기술하고 있다. 몸 안의 기혈(氣穴)이 완전 소통되면 피부 표면의 기공(氣孔: 숨구멍)이 열리고 인체에 필요한 산소는 이 기공(氣孔: 숨구멍)을 통해 물밀듯이 들어오기 때문에 코와 입으로 하는 숨이 끊어지고 천지(天地)와 더불어 숨을 쉬게 되어 이미 신선(神仙)의 경지에 이른다는 태식호흡(胎息呼吸), 기공호흡(氣孔呼吸)의 경지에 도달하게 된다고 기록하고 있다.

정진수련으로 그러한 단계에 들어가 신선(神仙)이라고 일컬어지는 포박자(包朴子)는 신선(神仙)의 경지에 들어선 것을 다음과 같이 기록하고 있다.

"가장 중요한 것은 태식(胎息)뿐이다. 태식(胎息)할 수 있는 자는 코와 입으로 숨을 쉬지 않을 수 있으며 마치 죽은 자와 같이 보인다. 그러면 도(道)는 이루어진다. 수련자가 이 경지에 도달하면 환정복단(還精服丹) 하고 지유일식(止有一息) 하며 폐식귀원(閉息歸元) 하게 된다"라고 기록하고 있다.

끝 구절의 한자 숙어는 '하단전(下丹田)의 정(精)은 氣의 결정체인 단(丹)으로 변하면서 코와 입으로 하는 숨은 끊어지고 사람이 태어나기 이전의 환허(還虛)의 세계로 돌아간다'라는 뜻이 되는데 이는 곧 노자(老子)가 말하는 무위자연(無爲自然)의 세계 즉 도(道)의 완성을 의미한다.

1991년 6월 17일 일요일 아침, 날로 푸르름이 더해 가는 화창한 일요일이다. 백양산 고갯마루에 있는 찬물 샘에서 물을 긷기 위해 물통을 배낭에다 넣고 산행에 나섰다. 산정에 이르러 맑고 시원한 물로 목을 축이고 땀을 식힌 뒤 호젓한 오솔길을 따라 내려오고 있었다. 밝은 태양빛이 숲속의 나무 잎새들을 뚫고 지면에 쏟아졌다. 그 빛줄기가 지면과 나무에 부딪쳐서 현란한 빛 무리가 주위의 푸르름과 한데 어우러진 가운데 맑은 산새의 울음소리가 들려오고 있었다.

가슴을 시원하게 적시는 대기의 맛에 심취해 나도 모르게 숲속의 바위 위에 자리를 잡아 가부좌의 자세로 호흡수련에 들어갔다. 얼마의 시간이 지나자 스쳐 가는 바람이 내 가슴에 송송 구멍을 뚫기 시작하더니 그 구멍이 점점 확대되어 가슴 전체가 거침없이 관통되면서 완전히 비어 버린 듯한 느낌과 함께 하늘 위에 떠 있다는 느낌이 들었다.

그리고 한편에서는 이러한 느낌이 끝없이 이어졌으면 하는 바람과 또 한편에서는 이 느낌이 끝없이 계속되어 나는 결코 깨어날 수 없으리라는 일말의 불안감이 들었다. 그리고 의식의 한곳에서는 입과 코로 숨을 쉬지 않는다는 옛 선인들의 태식호흡(胎息呼吸), 기공호흡(氣孔呼吸)의 단계에 드디어 도달했음을 느끼고는 희열과 함께 크나큰 감동을 받았다. 이윽고 눈을 뜨고 내 의식으로 돌아와 시계를 보니 그러한 상황이 30여 분간 지속되었다는 것을 확인할 수 있었다.

『호흡수련과 氣의 세계 제1권』에 나와 있는 위의 기록이 조선일보와의 조우(遭遇)의 빌미가 되었다. 1996년 7월 말 조선일보 편집국에서 전화가 왔다. 내가 펴낸 책에 입과 코로 숨을 쉬지 않는 무호흡의 단계에 도달한 것으로 기록되어 있는데 그러한 신선(神仙)의 경지가 과연 가능한가의 물음이었다. 호흡에는 두 가지의 종류가 있다. 하나는 대기를 폐까지 끌어들이는 외호흡(外呼吸)이고 또 하나는 내호흡(內呼吸) 또는 세포호흡으로 혈액과 세포 간에 일어나는 기체 교환이다. 살아 있는 생물체는 세포호흡이 단절되면 바로 죽음을 의미하게 된다.

그러나 정심한 호흡법이 이루어지면 몸 안의 기혈(氣穴)이 완전 소통되어 피부 표면의 기공(氣孔: 숨구멍)이 열리게 되면 인체에 필요한 산소는 피부 표면의 기공(氣孔: 숨구멍)을 통해 물밀듯이 들어오기 때문에 코와 입으로 하는 숨이 끊어지게 된다. 따라서 무호흡이라는 말은 정확한 표현이 될 수 없다는 요지의 답변을 하였다.

그로부터 며칠 뒤 그러한 태식호흡(胎息呼吸), 기공호흡(氣孔呼吸)의 경지가 과연 가능한지의 여부를 취재하고자 하니 협조하여 달라는 요청이었다. 나는 이를 거절하였다. 국내에는 저명한 도인들이 많은데 내가 앞장서서 나설 처지가 못 되고 아직도 선도(仙道)를 닦고 있는 초심자라는 이유로 그 요청을 거절하였다.

그럼에도 며칠 뒤『조선일보』편집국으로부터 세 사람의 기자가 내가 근무하고 있는 곳(국립수산과학원)으로 찾아와서 다섯 시간여에 걸친 집요한 취재가 있었다. 한 시간여쯤 되었을 때 그만 돌아갈 것을 요구하였으나 듣지 않았고 관련 자료들을 하나하나 챙겨 나갔다.

『조선일보』편집국의 취재 목적은 두 가지였다. ‘살아 있는 사람이 입과 코를 사용하지 않는 무호흡 상태가 과연 가능한 것인가’ 그리고 ‘氣로서 과연 난치병을 해소할 수 있는가’였다.

『호흡수련과 氣의 세계 제1권』에는 호흡수련으로 내 시력이 0.7에서 1.2로 향상되었다는 것을 기록한 바가 있었는데 그 근거를 보여 줄 것을 요구하였다. 공무원 건강기록카드에는 연도별로 시력측정 결과가 기록되기 때문에 이를 제시하자 이 기록들을 복사하였다. 내가 손끝에다 氣를 모은 수기요법으로 난치병을 치유의 길로 이끌었던 몇 가지 사례들을 기록한 수련일지를 노트 2권에다 수록하였는데 그 자료들도 죄다 복사하여 줄 것을 요구하였다.

취재진이 제일 중점을 둔 것은 태식호흡(胎息呼吸), 기공호흡(氣孔呼吸)의 가능 여부였다. 사람들이 심장이 멎을 정도의 놀라움을 당할 때에는, 심장의 박동(搏動)이 멎어진 잠시 동안의 시간 간격에도 피부 표면의 기공(氣孔: 숨구멍)이 돋아나 밖의 대기 중의 산소를 끌어들이게 된다. 이 경우 피부 표면에 소름이 돋는다는 표현을 쓰게 된다.

7월의 폭양(曝陽)이 그대로 쏟아지는 밖으로 그들과 함께 나가 수련 자세를 취하게 되었고 얼마 되지 않아 내 피부에 돋아나는 소름(氣孔: 숨구멍)이 바로 태식호흡(胎息呼吸), 기공호흡(氣孔呼吸)의 경지를 나타낸 증좌가 된다는 것을 설명하였고 취재진이 코끝에다 손을 갖다 대고 무호흡상태에 진입한 것을 현장에서 실제로 확인하게 되자 1996년 8월 22일 주간조선에는 '금주의 인물'로 선정. "氣의 세계에 현대과학을 도입. 기공의 내중화에 기여하였다"라고 내 책을 소개한 것을 계기로 이 책을 찾는 독자들이 많게 되자, 정신세계사의 요청으로 1997년 2월에는 『호흡수련과 氣의 세계』가 500여 페이지에 이르는 개정증보판으로 출간되었다.

자전적인 수련체험기는 또 생각지도 못한 반향을 불러일으켰다. 책의 내용을 10여 페이지로 요약한 『탐구해 본 氣의 세계』를 부록으로 발간한 바가 있었는데 비록 제한적인 의미이긴 하지만 氣는 '압력'으로서의 성질을 가지고 있다는 요약서의 내용은 국내의 건강, 의학 관련 잡지에 인용되기도 하였다.

그리고 1997년 11월에 서울에서 과학기술부와 한국정신과학학회의
공동주관으로 개최된 바 있었던 한·중·일(韓, 中, 日)의 '제1회 국제 氣
과학 학술대회'에 초청을 받아 강연과 함께 그 내용들이 동 학회지에 게
재되는 계기가 되기도 하였다.

제44장
불교 밀종(密宗), 혜기공(慧氣功)의 놀라운 세계

【척추 질환의 재발】

1991년 6월 17일 부산 성지곡 공원의 아침 산행 중에 숲속의 바위에 앉아 정좌수련을 시작한 지 얼마 되지 않아 입과 코로 숨을 쉬는 호흡은 어느덧 끊어지고 인체에 필요한 대기 중의 산소는 피부 표면의 모세혈관을 통해서 끌어들이는 기공호흡(氣孔呼吸), 태식호흡(胎息呼吸)의 경지에 진입한 이후 내 수련에는 많은 진전이 있었다.

저녁 자정 무렵 마루에 나와 앉아 가부좌의 자세로 수련을 하고 있노라면 세찬 氣가 머리 위 정수리의 백회혈(百會穴)을 관통, 강한 기운이 척추선을 타고 내려와 옛날의 척추수술 부위를 마치 손으로 휘어잡는 듯한 강력한 힘을 감지할 수가 있었다. 그리고 그러한 강력한 힘으로 잘못된 척추수술로 어긋난 척추 마디뼈를 바르게 고치고 있다는 생각이 들었다. 이러한 일이 며칠간 계속되었다.

그러나 그 뒤의 수련에서는 그러한 일이 사라진 것을 보고서 나는 내 고질적인 척추 질환이 드디어 완쾌되기에 이르렀다고 생각하였다. 그러나 완쾌되었다고 믿고 기뻐한 것도 잠시뿐이었다. 1991년 4월 러시아 서기장 고르바초프가 대통령 초청으로 제주도에 온 날 아침, 식사를 마치고 자리에서 일어서는 순간 허리가 삐끗하더니 수술을 했던 부위에서 격렬한 통증이 일어나 조금도 기동을 할 수가 없었다. 그간 보직이 바뀌어 국립수산과학원에서 시설관리와 함께 대단위 수산종묘배양장 건설을 담당하고 있을 때였다.

1980년대 초 여수에서의 객지 생활에 뒤 이어 부산에 있는 해양수산 공무원 교육원에서 교수요원으로 근무할 때에는 시간이 나는 대로 직원과 어울려 탁구와 족구운동을 하였고 그러한 격렬한 운동에도 아무런 지장이 없던 척추 부위가 이유 모르게 느닷없이 통증을 유발하였던 것이다.

며칠간 병가를 내고서 모든 방법을 동원하여 이를 해소하고자 하였으니 해결이 되지 않자 해운대에 있는 정형외과에 찾아가 엑스선을 촬영하였더니 놀랍게도 척추 마디뼈에는 아무런 이상이 없다고 진단을 내렸다.

병원원장은 엑스선 촬영 사진을 들고 척추 마디뼈를 하나하나 짚어 가면서 극히 정상 상태이고 통증을 유발할 이유가 하나도 없다고 한다. 그러나 우선 통증이 있다고 하니 그저 물리치료만 며칠 받으면 된다는 것이다. 내가 그 사진을 대하는 순간 어디가 잘못되었는지 그 연유가 머릿속으로 확연히 떠올라 이를 치유시킬 수 있는 방도를 강구해 줄 것을 부탁하였으나 원장은 척추가 정상으로 있는 상태에서 더 이상 달리 취할 방도가 없다는 대답이었다. 내가 자체적으로 내린 진단은 다음과 같다.

1970년 잘못된 척추수술로 제4간과 제5간 요추(腰椎)가 어긋난 형태로 이미 굳어져 버렸고 이로 인해 이들 척추마디뼈를 감싸고 있던 근육(筋肉)과 인대(靭帶)도 또한 굴절된 채 굳어져 척수신경을 수시로 압박을 하다 보니 수술을 한 이후에도 허리 부위에서 격렬한 통증이 유발되었다. 그로부터 20여 년이 지나 운동을 통해서 굴절된 채 굳어져 있는 근육(筋肉)과 인대(靭帶)는 물론 굴절된 채 굳어진 척추신경을 강화 단련하여 더 이상 통증을 유발하지 않도록 하는 데에는 성공을 하였다.

그러나 선도수련이 입과 코로 숨을 쉬지 않는 태식호흡(胎息呼吸)의 단계에 진입하면서 머리 위 백회혈(百會穴)로부터 강한 기운이 흘러들어 와 굴절된 채 어긋나 있던 척추 마디뼈를 강력한 氣로서 수직으로 바르게 고쳐 놓게 되었다.

그 결과 척추 마디뼈가 수직으로 바르게 정립되면서, 이미 굴절된 채로 굳어진 근육(筋肉)과 인대(靭帶) 그리고 굴절된 채로 굳어진 척추신경에다 바르게 정립된 척추마디뼈가 강한 자극과 압력을 가하게 되어 통증을 유발하는 요인이 되었다. 이것이 내가 자체 진단한 재발된 척추 통증의 원인이었다.

내가 선도 수련과정 중에서 일어났던 저간(這間)의 진전사항을 예기하고 통증의 원인을 위와 같이 나름대로 설명하였으나 병원원장은 매우 황당해하고 어처구니없어 하였다. 그러한 경과 과정은 의학적으로 불가능한 사안이라는 것이다.

그 뒤 한방의 침술과 몇몇 병원을 전전하였으나 별다른 해결책을 찾을 수가 없었고 혹시나 하는 생각에 부산 사직동에 있는 단학수련원에 찾아갔더니 수련원에 등록해서 기초부터 배워야 한다는 대답이었다. 내가 선도 수련과정에서 일어난 질환임을 설명하였으나 그것을 이해하지 못하기는 병원원장과 마찬가지였다.

氣 수련으로 유발된 통증이었기에 氣로서 치유될 수 있다는 강한 믿음을 가지고 그 해결책을 찾고자 시작한 것이 고금의 단서(丹書)에 대한 전면적인 재탐구와 섭렵(涉獵)이었다. 그리고 조선족 자치주인 중국 연변에서 펴낸『기공(氣功) 한번 해 봅시다』에서 그 해결책으로 찾게 된 것이 제1권에 수록된 혜기공(慧氣功)에 의한 치유법이었다.

【불교밀종(密宗)의 비전지법(秘傳之法), 혜기공(慧氣功)】

혜기공(慧氣功)은 중국의 선밀(禪密)계통의 불교에서 비밀리에 전수되어 온 비전지법(秘傳之法)이다. 혜기공(慧氣功)은 의념 활동(意念活動)을 통하여 氣를 한없이 넓은 우주공간에 흩어지게 하며, 나아가서는 의식과 자기 몸을 허공에 분산시키고 몸과 마음을 우주에 동화(同化)시키고 해탈(解脫)에 이르게 하는 불교 최상승의 비전지법(秘傳之法)이다.

연변 조선족자치주 기공과학연구회에서 펴낸『기공(氣功) 한번 해 봅시다』라는 책에는 혜기공(慧氣功)의 수련 방법을 기록하고 있다. 우선 수련법을 설명하고 있는 말이 선문답(禪門答) 같고 매우 현학적(衒學的)이다. 호흡은 자연호흡에서 시작하여 무호흡의 경지에 이르러야 비로소 그 진수(眞髓)를 얻을 수 있다고 한다.

첫 번째, 회음(會陰)을 늦추지 않으면 안 된다. 회음(會陰)은 생식선과 항문 사이의 경혈(經穴)로 온 몸 안의 진기를 운행함에 있어 반드시 거쳐야 할 통로이고 음과 양의 氣가 서로 다투는 곳이기 때문에 이를 이완(弛緩)시켜 몸과 마음을 풀어 주어 흐뭇한 기분을 가져야 한다.

두 번째, 손가락과 발가락 끝으로부터 시작하여 약간씩 꿈틀거리면서 상하를 배합하여 함께 움직인다. 손가락과 발가락이 서로 협조 연계되었을 때 발가락과 손가락의 움직임을 점차 한마디 한마디씩 손가락 끝으로 부터는 손목, 팔꿈치, 어깨에 이르기까지 그리고 발가락 끝으로부터는 복사뼈, 무릎, 무명골 및 경추, 흉추, 요추와 경추에까지 천천히 순차적으로 풀어 나간다.

세 번째, 한 번 움직이면 움직이는 것이 없어지고 내부가 움직이고 외부가 움직이지 않게 되며 나아가서는 내외를 서로 결합하여 마음대로 움직이는 경지에 이르게 된다. 그러나 동작은 완만하고 유연하여야 하고 의지를 이용하고 힘을 쓰지 말아야 하며, 중단이 없도록 유의하여야 한다.

네 번째, 흩어지게 하고 거두어들이기다. 회음(會陰)을 늦추고 혜중(慧中: 눈썹 사이)을 펴면 상하의 기운과 음양(陰陽)이 배합된다. 이때 혜중(慧中: 눈썹 사이)을 통해 몸과 마음을 흩어지게 한다.

혜기공(慧氣功)의 수련 방법과 그 수련과정은『호흡수련과 氣의 세계
1』에 수록되어 있다. 간략하게 요약하자면 다음과 같다.

'손가락과 발가락 끝으로부터 시작하여 손가락 끝으로부터는 손목, 팔
꿈치, 어깨에 이르기까지 그리고 발가락 끝으로부터는, 복사뼈, 무릎, 무
명골 및 경추, 흉추, 요추와 경추에까지 천천히 순차적으로 풀어 나간다.
그리고 발가락과 손가락의 움직임을 점차 한마디 한마디씩 약간씩 꿈틀
거리면서 상하를 배합하는 것이 필요하다. 31개의 척추 마디뼈(椎骨)는
경추, 흉추, 요추, 선추로 나누어진다. 이들 척추 마디뼈(椎骨)는 손으로
잡고자 해도 잡히지 않고 어디가 경계인지 조차도 가늠하기 힘들다. 혜
기공(慧氣功)은 이들 척추 마디뼈(椎骨) 하나하나를 상하 그리고 좌우로
강력한 氣로 잡고서 이를 상하 그리고 좌우로 흔들고 움직이게 함으로
써 척추 마디뼈(椎骨)를 감싸고 있는 근육(筋肉)과 인대(靭帶)를 하나하
나씩 풀어 줄 것을 요구하고 있는 것이다.

그러한 연후에 31개의 척추 마디뼈(椎骨)로 이루어져 있는 척추를 하
나의 줄기처럼 비유하자면 영활한 뱀처럼 상하와 좌우로도 움직여 활성
화할 것을 요구하고 있는 것이다.

이 난해한 운기법(運氣法)의 해법은 '氣는 마음을 따른다'에 있었다.
그리고 손끝과 발끝에다 마음을 나누어 氣를 운용할 수 있는 고도의 분
심법(分心法)에 있었다. 그것은 손끝과 발끝에서부터 각기 시작하여 하
나하나의 뼈마디를 감싸고 있는 근육(筋肉)과 인대(靭帶)를 순차적으로
풀어 나가야 하기 때문이다.

그리고 마지막으로 마음속으로 몸 안의 강력한 氣로 척추 마디뼈(椎

骨)를 둘러싸고 이를 잡았다고 강력한 의념을 갖게 되면, 결국 하나하나의 척추 마디뼈(椎骨)를 잡게 되고 그 척추 마디뼈를 감싸고 있는, 이미 굳어진 근육(筋肉)과 인대(靭帶)를 순차적으로 풀어 전후좌우로 움직이게 된다.

그러한 연후에서야 31개로 이루어진 척추 마디뼈 전체를 하나의 줄기처럼 이를 상하로 그리고 전후로도 운동을 시킬 수가 있게 되었다. 비유하자면 척추 마디뼈 전체를 영활한 뱀처럼 굴신시키는 것이 가능하게 되었던 것이다.

1970년도에 병원에서의 잘못된 척추수술로 이미 오랜 세월과 함께 굳어졌던 근육(筋肉)과 인대(靭帶)를 하나하나씩 풀어 가는 과정에서 격렬한 통증이 비록 수반되긴 하였지만 수련을 시작한 지 3일여 만에 그 통증은 서서히 사라지게 되었다.

카이로프라틱이나 한방의 추나요법에서는 어긋나거나 변위(變位)된 척추를 고쳐 놓더라도 척추마디뼈를 감싸고 있는 근육(筋肉)과 인대(靭帶)들이 도로 제자리로 복원되기 때문에 6개월 내지 7개월 여의 지속적인 치료가 있어야만 소기의 목적을 달한다고 한다. 이에 비해 혜기공(慧氣功)의 경우는 몸 안의 氣로서만 어긋나거나 변위(變位)된 척추마디뼈를 바로잡아야만 한다. 그러기 위해서는 온몸 안의 혈관이 소통되어 기공의 능력이 다음과 같은 경지에 도달하여야만 비로소 가능해진다고 혜기공(慧氣功)의 수련법에서는 언급하고 있다.

'한 번 움직이면 움직이는 것이 없어지고 내부가 움직이고 외부가
움직이지 않게 되며 나아가서는…'

위 글은 움직임 가운데 조용함이 있고(動中靜), 조용함 가운데 움직임
이 있는 상태(靜中動)를 묘사한 글귀이다. 무당파의 고수가 펼치는 태극
권은 격렬한 움직임에도 심장의 박동(搏動)은 가라앉아 있어 조용하다.
또한 가부좌의 수련자세로 비록 조용히 앉아 호흡법을 수련하고 있다고
할지라도 몸 안 내부에서는 기혈 소통에 따른 격렬한 진동으로 자신의
의지와는 관계없이 손발이 꿈틀거리거나 내부장기가 연동운동을 일으
키기도 한다.

나의 경우 그 당시에는 가만히 앉아서 척추관이 관통되는 소주천(小
周天)을 이루기 위한 정좌수련 자세를 취하고 있노라면 내 의지와는 다
르게 내부장기들이 강한 기운에 연동운동을 하고 있었고 팔과 다리 부
위에도 격렬한 진동과 반응이 찾아오고 있을 때였다. 내가 정좌수련을
통해서 공법(수련법)의 진의를 깨달아 혜기공(慧氣功)을 수련한 지 3일
여 만에 그리고 우여곡절 끝에 척추의 통증이 점차 가시게 되어 20여 년
간 넘게 끌어오던 고질적인 척추질환으로부터 드디어 벗어날 수가 있
었다.

【양신(養神)과 불자(佛子)】

혜기공(慧氣功)의 제4단계는 흩어지게 하고 거두어들이기다. 회음(會

陰: 항문과 생식선 사이)을 늦추고 혜중(慧中 : 눈썹 사이)을 펴면 상하의
기운 음양(陰陽)이 배합된다. 이때 혜중(慧中 : 눈썹 사이)을 통해 몸과
마음을 우주 공간에다 흩어지게 한다. 의념활동을 통하여 氣를 한없이
넓은 우주로 흩어지게 하여 자기의 형체를 거의 잊게 한다.

그렇게 해서 몸과 마음이 동화되는 해탈(解脫)의 경지에 이른다. 다음
관원(關元: 배꼽 아래 부위)으로 몸과 마음, 氣를 거두어들인다. 몇 번의
시행착오 끝에 입을 닫고 양 볼에다 의식과 의념을 두게 되자 항문과 생
식선 사이의 회음(會陰)을 늦추게 되고 눈썹 사이 혜중(慧中)을 펴게 된
다는 것을 그리고 상하의 기운이 서로 통하게 된다는 것을 터득할 수 있
었다. 아래는 제1권에 나와 있는 내용을 그대로 전재한 것이다.

혜기공(慧氣功)의 특이한 점은 고도의 정신통일이 있어야만 비로소
올바른 수련에 들어갈 수가 있다는 사실이다. 수련에 들어가 혜중(慧
中 : 눈썹 사이)을 열고 몸과 마음을 넓은 우주 공간으로 흩어지게 할
때, 우주 공간으로 끝없이 확산되어 가는 氣를 따라 의식과 인식의 세
계도 그대로 확산되어 간다.

내가 처음으로 넓어진 의식의 세계를 접하게 되었을 때, 나는 다소
당황해서 몸은 의념의 힘으로 구름 위에 떠 있게 하고 그 의식의 세계
를 축소시켜 지구 주위를 맴돌았다. 그것은 내 몸에서 떠난 의식이 제
대로 내 몸 안으로 들어올 수 있는 길을 잃어버리고 미로(迷路)속에서
헤매게 되는 일이 일어날지도 모르기 때문이다.

그러나 세월이 지나자 새로운 깨달음이 찾아왔다. 뜻이 있는 곳에

氣가 있고 氣가 있는 곳에 마음이 있다는 의기영수(意氣領隨)라는 낱말에 내 마음이 가닿자 내 의식과 인식의 세계는 순식간에 전 우주로 확산되어 버렸다. 그것은 내 몸에서 벗어난 의식이 다른 곳으로 이탈할지도 모른다고 인식하고 있는 의식 자체가, 내 몸을 벗어난 다른 의식을 제자리로 인도하는 일을 능히 수행할 수 있다고 믿었기 때문이다.

그렇게 인식하는 순간 내 의념으로 내 몸 안의 氣를 우주의 끝까지 보낼 수 있으며 氣가 뻗어 가는 통로에 별이나 달, 태양 심지어 시간과 공간까지도 왜곡시킨다는 불랙홀이 가로 놓여 있다고 할지라도 그들 장애물을 우주 본래의 모습으로, 그리고 미립자(微粒子)의 세계로 파쇄 또는 환원시킬 수 있다는 생각, 그리고 근래에는 이 천체가 속하는 우주를 다른 우주 세계에서 관망하고 있는 나를 발견할 수도 있었다.

수수께끼 같은 시간에 대해서는 그 시작과 끝을 포착했다는 생각, 요 근래의 명상수련 중에는 흘러간 세월의 자락을 끌어 회수해 보면 그 자락에 묻어 있는 우주 생성의 역사, 지구 행성(行星)의 역사 그리고 지나간 역사적 사건들이 묻어 나올 것이고 현상과 사건들이 새겨져 있는 시간과 세월의 자락들은, 시간과 공간을 초월한 다른 세계에 질서 있게 차곡차곡 쌓여 가고 있다는 생각이 든다. 그야 말로 내 상상력에 날개를 달아 끝없는 사념(思念)의 세계를 여행하다 몸과 마음 그리고 氣를 다시 나에게로 거두어들이게 되면 정확한 자세와 호흡법으로 수련 중에 있는 나를 발견하는 것으로 그 날의 수련은 끝이 나곤 했다.

【양신(養神)의 과정】

  고질적인 척추 질환을 치유시키기 위해 난해한 혜기공(慧氣功)을 수련하던 도중에 도달한 위와 같은 의식의 세계가 무엇을 의미하는지 모르고 있다가 몇 개월의 세월이 지나 중국의 옛 단서(丹書)를 탐독해 보고서야 비로소 내가 도달한 세계는 수련의 최고 경지로 일컬어지는 양신(養神)의 과정임을 알게 되었다. 진본내공비전(眞本內功秘典)인 선불합종(仙佛合宗)과 천선정리(天仙正理)에는 다음과 같이 기록하고 있었기 때문이다.

  수련자가 몸과 마음을 정결히 하고 수련에 임하면 어느 날 입과 코로 숨을 쉬지 않는 태식호흡(胎息呼吸)의 경지에 이른다. 태식호흡(胎息呼吸)이 장기간 계속되면 氣가 신(神)으로 변하면서 양신(養神)이 되고 양신(養神)은 상단전(얼굴의 미간)을 거쳐 머리 위 정수리를 통하여 밖으로 나간다. 처음 양신(養神)이 몸 밖으로 나갈 때 머리 위 정수리에 신선한 빛이 출현하게 되는데 이 빛은 다시 정수리를 통해서 몸 안으로 거두어 들여야 한다. 세심한 준비과정을 오랫동안 거치면서 중단전에 있던 양신(養神)을 머리 위 정수리로 내보내게 되면 고인(古人)들이 몸 밖의 몸이라는 뜻의 신외유신(身外有身: 分身)이 된다.

  양신(養神)이 몸 밖으로 나간다는 것은 사람이 태어나기 이전의 허무(虛無)의 세계 즉, 환허(還虛)에 진입한 것이 되고 자기를 축소한 어린 모습이 몸 밖에 출현한 것을 뜻한다. 처음 양신(養神)을 몸 밖으로 내보낼 때 밖에서 머무는 시간이 길게 되면 양신(養神)이 착각을 일으켜 미로(迷路)에 빠지기 때문에 내보내게 되는 공간의 범위와 머무는 시간을 점차적으로 늘려 가는 신중한 준비기간이 필요하고 그 기간은 적어도 10여 개월이 소요된다. 이를 그르치면 양신(養神)이 마경(魔境)에 빠져 헤어 나오지 못한다.

위의 기록은 내가 혜기공(慧氣功)을 수련하다가 나도 모르게 도달한 의식의 세계는 다름 아닌 도가(道家)와 불가(佛家)의 비전지법(秘傳之法)에서 각기 언급하고 있는 양신(養神)과 불자(佛子)가 탄생되는 최고의 수련단계임을 의미하고 있었다.

나는 거기에 대한 아무런 정보나 사전지식도 없이 내 의식의 세계를 무한정으로 그리고 천방지축처럼 우주의 끝까지로 올려 보낸 셈이 되었다. 만일에 양신(養神)을 훈련시키는 과정이 어렵고도 힘든 과정임을 알았다고 한다면 감히 그러한 무모한 도전을 하지 못하였을 것이라고 생각한다.

【불자(佛子)의 탄생】

비록 무모한 도전이 빚어낸 결과이긴 하였지만 이를 통해서 도가(道家)와 불가(佛家)는 그 수련 방법을 같이하고 있다는 것, 그리고 최상의 수련단계 역시 동일하다는 것을 알게 된 셈이다. 그리고 이는 무지(無知)가 빚어낸 망외(望外)의 소득이라고 생각한다. 그것은 불교경전에 불자(佛子)가 탄생되는 과정을 다음과 같이 언급하고 있기 때문이다.

"호흡에다가 의식을 두고 단전(丹田)에서 신(神)과 기(炁)가 어우러지도록 연성(鍊成)을 하면, 선천의 기(炁)는 불체(佛體)의 모체(母體)가 되는 도태(陶胎)가 이루어진다. 능엄경(楞嚴經)에 이르되 이 도태(陶胎)가 이루어져 양신(養神)으로 상단전(上丹田)을 거쳐 출태(出胎)하게 되면 스스로 깨달음을 얻어 불자(佛子)가 된다." 불도(佛道)에서의 이러한 수행과정을, 선도(仙道)에서는 수행의 진전에 따라 연정화기(鍊精化氣), 연기화신(鍊氣化神), 연신환허(鍊神還虛)의 글로 각 단계별로 수행의 성취도를 표현하고 있다는 점에서 선도(仙道)는 불도(佛道)와 함께 그 취지와 수행 방법을 같이하고 있다고 할 것이다.

【난해한 경전(經典)의 세계】

불교경전은 대부분이 하단전(下丹田)과 중단전(中丹田) 그리고 상단전(上丹田)을 단련해서 연정화기(鍊精化氣), 연기화신(鍊氣化神), 연신환허(鍊神還虛)에 이르는 과정을 기록하고 있다. 그리고 소주천(小周天), 대주천(大周天) 등의 운기조식(運氣調息)에 관련된 내용들을, 유현(幽玄)하기 그지없는 표현과 지극한 은유법으로 기록하고 있어서 일반인들은 물론이고 평생을 바쳐 불도(佛道)를 닦고 있는 스님들조차 그 진의(眞意)를 알아보기가 힘들 수밖에 없다고 본다.

역으로 이러한 진의(眞意)를 깨닫고 불도(佛道)를 완성한다면 일대의 조사(祖師)가 된다는 뜻이기도 하다. 따라서 천하의 중생을 다스리고 제도(濟度)할 수 있는 조사(祖師)는, 조사(祖師)가 될 수 있는 비전지법을 전대의 조사(祖師)로부터 받아야만 비로소 가능하다는 것을 의미하게 된다.

불교 경전이 난해하다는 것은 다음의 기록으로도 알 수가 있다. 불경(佛經)에는 척추관을 관통시켜 소주천(小周天)을 이루는 방법을 다음과 같이 은유적이고도 현학적으로 표현하고 있어 호흡법과 氣의 원리를 터득하지 않는 한 이를 제대로 이해할 방법이 없게 된다.

"항하(恒河)의 나루터를 건너서 조계(漕溪)를 거쳐 영취산(靈鷲山)에 오르고 수미산(須彌山)에 이르렀다가 중루(重樓)로 내려와 남쪽 꽃 피는 세계로 간다"

항하(恒河)는 등뼈의 골수가 다니는 길이다. 상하가 서로 통하지 않으므로 호흡수련 시 진의로서 이곳을 통과하여야 한다. 그래서 건너야 할 나루터로 표현했다. 선도(仙道)에서는 등 뒤 척추선인 독맥(督脈)을 관통시키는 소주천(小周天)을 의미한다. 조계(漕溪)는 위의 글에서 나온 척추선의 마디뼈 가운데에서 척수(脊髓)가 통하는 길이고 영취산(靈鷲山)은 머리 뒷부분. 수미산(須彌山)은 머리의 정수리를 일컫는다. 중루(重樓)란 목구멍의 열두 마디뼈를 말한다. 남쪽이란 마음이 머물러야 할 곳 즉 심규(心竅)를 말한다.

또한 혜명경(慧命經)에는 인체에 잠재되어 있던 선천지기(先天之氣)

를 기(炁)라고 일컫는데, 이것이 몸 안에서 움직일 때 이를 다스리는 방법을 알지 못하면 헛되이 정(精)으로 유출되기 때문에, 욕정(慾情)으로 발동되어 음심(淫心)과 음욕(淫慾)으로 인해 성불(成佛)을 이룰 수가 없다. 호흡에다가 의식을 두고 단전에서 신(神)과 기(炁)가 어우러지도록 연성(鍊成)을 하면, 선천의 기(炁)는 불체(佛體)의 모체(母體)가 되는 도태(陶胎)가 이루어진다. 능엄경(楞嚴經)에 이르되 이 도태(陶胎)가 이루어져 양신(養神)으로 상단전(上丹田)을 거쳐 출태(出胎)하게 되면 스스로 깨달음을 얻어 불자(佛子)가 된다.

경전(經典)에 흔히 용(龍)과 호랑이(虎)를 제압한다는 표현들이 나타나는데, 이는 다름 아닌 기(炁)와 신(神)을 합치시키는 고된 수행과정을 은유적으로 표현한 말이기도 하다. 흔히들 고된 참선수행을 하는 과정을 두고 용맹정진(勇猛精進)한다는 글귀들을 사용하는데, 이 역시 그 참뜻은 정심한 호흡법으로 기(炁)와 마음(神)을 합치시키는 힘들고 고된 수련과정을 일컫는 말이기도 하다.

위 경전(經典)의 내용을 요약하자면 정심(精深)한 호흡법으로 태식호흡(胎息呼吸)이 이루어지게 되면 양신(養神)의 출태(出胎)과정을 거쳐 비로소 천하의 중생을 제도(濟度)할 수 있는 불자(佛子)가 탄생한다는 것을 의미한다. 고진감래(苦盡甘來)라는 옛말이 있다. 고질적인 척추질환으로 숱한 고통을 안겨 준 뒤에 드디어 그러한 경천동지(驚天動地) 할 선도(仙道)의 세계 그리고 불교 경전(經典)의 세계를 비로소 접할 수 있었다는 것은 세상사를 살아가는 섭리(攝理)인 줄도 모른다는 생각이 들기도 한다.

제45장
세상에서 가장 특이한 사람

2017년 12월 4일 국내의 다큐멘터리 전문방송 채널에서 BBC 영국방송국이 제작한 「세상에서 가장 특이한 사람들」 중에는 다음과 같은 불가사의한 내용들이 방영된 바 있었다.

네덜란드에서 57세의 윔 호프라는 건장한 남자가 대학의료진의 참석 하에 옷을 벗은 채 얼음이 가득 채워진 수조에 들어가 두 시간 경과 후에 나온다. 그리고 대학의료진이 실시한 종합검진에서는 아무런 상해를 입지 않았다는 사실이 의학적으로 확인되었다.

보통 사람들의 경우 얼음이 채워진 수조에 들어가게 되면 15분 내에 의식불명 상태에 이르고 한 시간이 지나면 저체온증으로 사망하기에 이른다. 그럼에도 윔 호프의 체온은 평상시보다 높고 혈중 엔돌핀 수치 또한 높게 나왔다. 또한 혈중의 산소포화도도 높게 나오고 있다. 그리고 놀라운 것은 저체온증으로 인해 아무런 상해도 입지 않았다는 것이 의학적으로 확인되었다.

제작진이 시범을 보인 당사자에게 어떻게 해서 의학적 견지에서 불가능한 그러한 일이 일어날 수 있는가 하는 물음에 시범자는 자신이 개발한 특별한 호흡법 때문이라는 것을 설명하였다.

【특별한 호흡법】

그 특별한 호흡법의 내용을 묻는 제작진에게 한 답변은 다음과 같다. "코로 숨을 들이켠 후 호흡을 내려놓는다" 이것이 그의 답변이다. 이러한 호흡법을 30여 회에 걸쳐 실시하게 되면 보통 사람들도 극한의 추위에 견딜 수 있게 된다는 것이 그의 설명이다. 그리고 그것이 가능한 이유는 인체는 극한의 상황으로 내몰리게 되면 자가 방어시스템, 다시 말해서 인체에 내재된 원초적 생명력이 발동되기 때문이라는 것이 그의 설명이었다. 그리고 자가 방어시스템이 가동되면 인체의 면역능력이 향상되어 면역체계가 인체를 공격하는 자기 면역 질환까지도 스스로 치유시킬 수 있다는 것을 설명하였다.

시범자의 설명을 제대로 납득할 수 없었던 의료진은 각각 6명씩의 시범조를 편성하여 한 그룹에게는 얼음이 채워진 수조에 들어가 보통 사람들이 하는 호흡법 그리고 다른 그룹에게는 시범자가 제안한 호흡법을 하도록 하였다. 그 결과 시범자가 제시한 호흡법이 일부 사실임을 확인하긴 하였으나 그것이 가능하도록 한 호흡법의 역할 그리고 극한상황을 극복하게 된 인체의 메커니즘을 의학적으로 밝혀낼 수가 없었다.

그러나 아랫배까지 숨을 끌어들이는 깊은 호흡법을 특징으로 하고 있는 단전호흡법의 입장에서는 충분히 그것이 가능하다는 것을 의학적으로 입증할 수가 있다고 생각한다. 윔 호프가 제시한 "코로 숨을 들이켠 후 호흡을 내려놓는다"라는 것은 코로 숨을 들이켠 이후에 입을 닫거나 또는 입을 열어 놓은 채 숨을 멈춘다는 뜻으로 이해된다.

'코로 숨을 들이켠 후 입을 닫거나 또는 입을 열어 놓은 채 숨을 멈추게 되면' 수련자의 의지와 관계없이 뼈대에 응축된 원초적 생명력(原初的 生命力)이 상상을 초월한 강력한 기운(압력)으로, 코를 통해서는 물론 피부표면의 모세혈관까지도 열어 놓고 대기 중의 산소를 맹렬하게 끌어들이게 된다.

왜 그러한가? 심장이 멎을 정도로 놀라게 되면 피부 표면에는 소름(氣孔: 숨구멍)이 돋아난다. 인체에 절대 필요한 대기 중의 산소 공급이 차단되는 순간, 뼈대에 응축된 원초적 생명력(原初的 生命力)이 상상을 초월한 강력한 기운(압력)으로, 피부 표면의 모세혈관을 열어 놓고 맹렬하게 대기 중의 '산소'를 끌어들이기 때문이다. 숨을 멈추자마자 피부 표면에 소름(氣孔: 숨구멍)이 돋아났다는 것은 피부 표면의 모세혈관이 열렸다는 것을 의미하게 된다.

마찬가지의 이치로 입으로 길게 숨을 토하고 난 뒤에 '입을 열어 놓거나 또는 입을 닫고 숨을 멈추게 되면' 뼈대에 응축된 원초적 생명력(原初的 生命力)이 상상을 초월한 강력한 기운(압력)으로 척추관과 그 주변의 혈관을 소통시켜 아랫배로 통하는 숨길을 열어 놓게 되고 열려진 숨길을 따라 수련자의 의지와 관계없이 코를 통해서 그리고 입을 열어 놓고 숨을 멈추는 경우에는 열려진 입을 통해서도 지속적으로 숨을 끌어들이게 된다.

그 결과 몸 안에서 일어나는 활발해진 산화, 연소작용으로 생긴 열(熱)은 먼저 복부 부위부터 온기(溫氣)를 감돌게 하고 차츰 전신에 걸쳐 확산되어 가게 되어 찬물 속에서도 견딜 수 있게 된다. 얼음으로 가득 찬 물속에서 숨을 멈추게 되면 피부 표면의 모세혈관을 열어 놓게 되어 찬 기운이 그대로 몸 안으로 침투하게 된다. 그러나 뼈대에 응축된 원초적 생명력이 찬 기운을 막아 주는 방어막 구실을 하게 되어 이 또한 참을 수 있게 된다고 생각한다.

【체험을 통한 확인】

BBC 영국방송국이 제작한 「세상에서 가장 특이한 사람」을 시청한 후 2017년 12월의 중순, 해운대 온천의 냉탕에서 과연 '입을 열어 놓거나 또는 입을 닫고 숨을 멈추는 동작'만으로 차가운 냉탕 안에서 이를 극복할 수 있는지의 여부를 알아보았다.

해운대 온천의 냉탕은 두 종류로 나뉘어져 있다. 그중의 한 냉탕은 뜨거운 열탕에다 몸을 담그고 난 뒤에 그 곳에 들어가더라도 미처 1분을 넘기지 못하고 그대로 밖으로 뛰쳐나오게 된다. 그러한 냉탕에 들어간 지 20여 초가 지나자 냉탕 안의 차가움을 피부로 느끼지 못하게 되고 몸 안에서 생성된 열기로 10여 분을 거뜬히 견딜 수 있었다.

수련을 더 지속할 수 없었던 것은 주변의 사람들의 권유 때문이었다. 나이 많은 노인네가 차가운 냉탕 안에서 한 동안 미동도 않은 채 앉은 자세로 있게 되자 심장마비를 일으킨 것으로 생각되었다고 한다.

제46장
김용의 무협소설 연구

【무협소설(武俠小說)의 품격】

1997년 3월 15일 『중앙일보』 패션란에 "300만이 푹 빠진 무협 삼매경(三昧境)"이라는 특집 기사가 게재되었다. 환골탈태, 창작무협이 거듭나고 있다. 무협소설에 대한 독자들의 인식이 바뀌고 독자층이 폭발적으로 늘어나 고정 독자층이 300만 명에 이르고 있고 최근에는 30대, 40대의 성인 남자뿐만 아니라 청소년, 주부들까지 이 대열에 가세하고 있다고 한다.

중국의 무협소설에서는 사부가 입문한 제자에게 그 문파에 비밀리에 전하여 오는 호흡법과 운기법(運氣法)으로 이루어진 내공심법(內功心法)을 가르친다. 깊은 호흡법으로 숨을 끌어들이게 되면 아랫배 부위에 강한 기운이 차곡차곡 쌓이는 하단전축기(下丹田蓄氣)가 드디어 이루어지고 이렇게 생성된 하단전축기는 몸 안의 막혀 있는 혈관을 거침없이 소통시키게 된다. 하단전축기(下丹田蓄氣)로 형성된 강한 기운(압력)으로 혈관을 소통시키는 것을 운기법(運氣法)이라고 한다. 그리고 운기법(運氣法)에서 처음 시도하는 것이 바로 척추선의 앞과 뒤에 있는 경락줄기를 관통시키는 소주천(小周天)의 완성이다.

각 문파의 내공심법(內功心法)이 쟁탈의 대상이 되는 것은, 그 문파가 소장하고 있는 비급(秘笈)이 인체의 잠재력을 극대화할 수 있는 기혈 소통법 다시 말해서 혈관 소통법이 천하의 독보적인 것으로 알려져 있기 때문이다. 따라서 오늘날 숱하게 쏟아져 나오는 무협지(武俠誌)의 품격은 그 책에서 다루고 있는 내공심법(內功心法)의 수준과 비례되기 마련이고 주인공이 무예를 성취해 나가는 과정이 과연 내공심법(內功心法)의 이치에 부합되고 있는가, 그리고 독자들로부터 공감을 얻을 수 있는가에 메이게 된다고 생각한다.

【김용의 『영웅문(英雄門)』】

숱하게 쏟아져 나오는 무협지(武俠誌) 가운데 동서양을 통틀어 가장 많은 독자를 확보한 책이 중국의 김용이 저술한 『영웅문』이다. 『영웅문』은 「사조문」, 「신조문」, 「의천도룡기」 3부로 나뉘어져 있고 각 부는 6권의 책으로 이루어진 방대한 분량이다.

1980년대에 들어 본격적인 선도수련을 시작하면서 전후 18권으로 이루어진 『영웅문』을 세 차례에 걸쳐 탐독하였다. 그리고 비디오로 출시된

70여 권으로 이루어진『영웅문』을 밤잠을 설쳐 가면서 5회에 걸쳐 하나 하나의 내용을 음미해 가면서 본 이유는 호흡법과 운기법(運氣法)으로 이루어진 내공심법(內功心法)의 내역을 연구하고 탐구해 보기 위해서였다.

불교과 유교의 경전은 물론 도교의 경전에도 통달한 그의 문장은, 역사상 실존하였던 인물을 중심으로 실제로 있었던 역사적 사실을 중심으로 서술되어 있어 사실성을 더하고 있고 문장 또한 유려하기 그지없어 스탠퍼드 대학교에서는 중국어 교재로 채택하고 있다고 한다.

• (1)「신조문」의 세계

『영웅문』제2부의 「신조문」의 주인공은 양과다. 천애고아로 세상으로부터 버림을 받았던 그가 군웅들이 활거하고 있던 무림세계를 제패하게 된 것은 그의 사부가 만년한옥(萬年寒玉)으로 만들어진 침상 위에 거처하게 하고 그 침상 위에서 내공심법(內功心法)을 수련시켰기 때문이다.

북극해의 얼음 밑에서 캐낸 만년한옥(萬年寒玉)은 그 차갑기가 얼음보다 더 하다. 어린 제자가 그 위에 앉는 것조차 힘들어 아무리 발버둥쳐도 사부는 결코 이를 허락하지 않는다. 사부는 양과에게 호흡법과 운기법으로 이루어진 내공심법(內功心法)에 대하여는 아무런 가르침도 베풀지 않는다.

인체가 극한 상항에 처해야 비로소 인체에 내재된 원초적 생명력이 발동되기 때문이다. 어린 주인공은 극심한 한기(寒氣)를 이겨 내기 위해서 입을 꽉 다물었다고 생각된다. 입을 꽉 다물고 숨을 멈추게 되자 뼈대에 응축된 원초적 생명력(原初的 生命力)이 상상을 초월한 강력한 기운(압력)으로 척추관과 그 주변의 혈관을 소통시켜 아랫배로 통하는 숨길을 열어 놓게 되고 열린 숨길을 따라 수련자의 의지와 관계없이 코로 지속적으로 대기 중의 '산소'를 끌어들였다고 생각된다.

또한 뼈대에 응축된 원초적 생명력(原初的 生命力)이 상상을 초월한 강력한 기운(압력)으로 피부 표면의 모세혈관을 열어 놓고 그곳으로부터도 강력하게 대기 중의 '산소'를 지속적으로 끌어들였다고 생각된다.

보다 많이 그리고 지속적으로 끌어들인 대기 중의 산소는 몸 안의 노폐물을 태우는 산화, 연소작용으로 이어져 한기(寒氣)를 극복할 수 있는 열(熱)을 지속적으로 공급하는 원동력이 되었다고 생각된다.

만년한옥 위에 가부좌의 자세로 앉아 있거나 또는 차가운 바닥에 등을 대고 누워 있게 되자마자 엄습하는 극심한 한기를 극복하기 위해 '입을 닫고 숨을 멈추는 동작'을 거듭하게 되면 골반과 다리 부위에는 원초적 생명력이 응축된다. 골반과 다리 부위에 응축된 강력한 원초적 생명력은 코로 숨을 들이켤 때에는 몸 안의 기운(압력)을 골반과 다리 부위에다 결집시키는 힘으로 작용하게 된다. 그리고 시간이 지날수록 골반과 다리 부위에 축적된 강력한 기운(압력)의 일부는 항문이나 발끝을 통하여 배출되어 나가고 배출되지 못한 기운(압력)은 스스로의 힘에 밀려 발바닥과 종아리를 거쳐 척추선을 타고 올라가면서 막힌 혈관을 소통시켜 나가게 된다.

척추선을 타고 지속적으로 올라가는 몸 안의 기운(압력)을 제대로 수습하고 갈무리하는 방안은 등 뒤의 척추선과 어깨선이 맞닿는 대추혈(大椎穴) 부위에다 결집시키는 수밖에 없게 된다.

'氣는 마음을 따르고. 마음은 氣를 따른다' 수련자가 코로 숨을 들이켤 때 등 뒤의 척추선과 어깨선이 맞닿는 대추혈(大椎穴) 부위에다 의식을 두고 숨을 들이켜게 되면 척추선을 타고 올라가는 기운(압력)을 등 뒤 어깨선과 척추선이 마주 닿는 대추혈(大椎穴) 부위에다 결집시키게 되고 입으로 길게 숨을 토하게 되면 대추혈(大椎穴) 부위에 결집된 몸 안의 기운(압력)의 일부는 머리와 팔 부위로 그리고 나머지 대부분의 기운(압력)은 몸통 앞쪽의 척추선을 타고 내려가면서 막힌 혈관을 강력하게 소통시켜 나가게 된다.

요약하자면 입을 닫고 숨을 멈추는 동작을 거듭함으로써 골반과 다리 부위에다 원초적 생명력을 응축시킨 상태에서는 몸 안의 기운(압력)을 아랫배의 하단전(下丹田)에다 축적시키는 것은 불가능하게 된다. 이로 인해 어린 양과는 극심한 한기(寒氣)를 이겨 내기 위해 절박한 심정으로 여러 차례의 시행착오를 거듭한 끝에 드디어 골반과 다리 부위에 응축된 몸 안의 기운(압력)이 스스로의 힘에 밀려 척추선을 타고 올라가고 있음을 깨닫게 되었다고 생각한다.

그리고 어린 양과는 척추선을 타고 올라가고 있는 강력한 기운(압력)을 제대로 수습하고 갈무리하는 방안은 등 뒤의 척추선과 어깨선이 맞닿는 대추혈(大椎穴) 부위에다 결집시키는 수밖에 없게 된다는 것을 체험을 통해서 스스로 깨닫게 되었다고 생각한다.

그리고 척추선과 어깨선이 맞닿는 대추혈(大椎穴) 부위에다 몸 안의 기운(압력)을 축적시키게 되자 들숨과 날숨만으로도 척추관과 그 주변의 혈관을 소통시키는 소주천(小周天)은 물론 전신에 걸쳐 막혀 있는 혈관을 소통시키는 대주천(大周天)이 자연스럽게 이루어지면서 활발해진 산화, 연소작용으로 생성된 열기(熱氣)가 능히 한기(寒氣)를 극복하는 원동력이 되었다고 생각한다.

다시 말해서 양과는 막힌 혈관을 남김없이 소통시키게 되면서 기력이 날로 증진, 강화되고 무예를 수련할 수 있는 최고의 경지에 도달하게 된다. 그러한 연후에 어린 양과는 사부인 소용녀로부터 그 문파에 전승되어 온 비전지법인 무공의 절예(絶藝)를 전수받게 됨으로써 천하의 군웅들을 제패(制霸)할 수 있게 되었다고 생각한다.

· (2) 의천도룡기의 세계

김용의『영웅문』제3부는 의천도룡기로 중국대륙에서 몽고세력을 몰아내고 명나라 건국의 기초를 닦은 실존 인물 장무기가 그 주인공이다. 주인공 장무기는 소림사의 장경각(藏經閣)에 비장되고 있던 구양진경(九陽眞經)을 우연하게 얻게 되어 호흡법과 운기법으로 이루어진 내공심법을 터득하고 천하의 절기를 지니게 된다.

무림 세력 중 유일하게 반 몽고세력이었던 명교(明敎)가 몽고의 계략으로 천하의 공분을 사게 되자, 무림의 6대 문파는 이 사파를 격멸시키기 위해 연합세력으로 명교(明敎)의 본거지인 광명정을 포위, 맹렬한 공격을 가하게 된다. 몰살의 위기에 처한 명교(明敎)를 구하기 위해 장무기는 홀로 맞서 천하의 6대 문파를 차례로 제압하고 명교(明敎)가 사파로 내몰리게 된 것은 몽고의 계략이었음을 해명하게 된다. 이로 인해 장무기는 군웅이 활거하고 있는 무림 세력을 하나로 통합해서 몽고세력을 북방으로 축출하고 명나라가 건국하는 데에 기여한 실존인물이다.

소림사의 장경각(藏經閣)에 비장되어 있던 구양진경(九陽眞經)은 어린 나이의 장무기로 하여금 무림세계를 제패하는 데 결정적인 계기를 마련하여 주었던 내공심법(內功心法)이었다. 또한 소림사의 장경각(藏經閣)에 소장되어 있던 구양진경(九陽眞經)은 그 이름도 혁혁한 무당과 아미파와 같은 명문 정파를 탄생시키는 계기를 만들어 주었고 오늘날까지 그들 문파가 위명을 이어 오게 하는 근원이 되기도 하였다.

【곤륜삼절(崑崙三絶)】

무림(武林)의 본산인 소림사에 어느 날 바둑과 거문고 검술에 있어서 천하에 자신을 당할 자 없다는 뜻에서 스스로 자신의 호를 곤륜삼절(崑崙三絶)로 칭하고 있는 하족도가 장경각(藏經閣)을 지키고 있는 곽원대사를 찾아 온다. 장경각(藏經閣) 깊숙이 보존되어 온 구양진경(九陽眞經)을 훔친 도둑이 하족도로 인해 생명을 구하게 되자 참회의 뜻으로 구양진경(九陽眞經)을 찾을 수 있는 단서를 소림사의 곽원대사에게 전해 줄 것을 하족도에게 부탁하고 숨을 거두었기 때문이다.

천하무림의 본산(本山)임을 자처하고 있던 소림사의 무삼 선사가 곤륜삼절(崑崙三絶)이라는 호칭에 심기(心氣)가 상하여 하족도에게 먼저 진검으로 승부할 것을 청한다. 하족도는 아무 말 없이 몸을 굽혀 날이 선 돌 하나를 집어 들고 절 앞의 청석판에다 줄을 긋기 시작한다. 그는 순식간에 가로 세로 19줄로 된 큰 바둑판을 완성하였는데 일 획의 착오도 없고 깊이 또한 반촌으로 균일했다. 그 석판은 소실산의 청석(靑石)을 가져와 다듬은 것으로 단단하기가 쇠와 같아 수백 년 동안 사람의 발길이 닿았음에도 아무런 흔적조차 없었다.

소림사의 청명방장이 그 누구도 하족도의 깊은 내공을 이길 수 없다고 판단하고 패배를 자인하려는 순간 쇠 물통에다 물을 긷고 그의 제자 장군보와 함께 나타난 곽원대사는 전후사정을 알게 되자, 서슴없이 발바닥으로 깊이 파인 바둑판의 흔적을 지우게 된다.

공력면에서 자신이 뒤졌음을 자인한 하족도가 진검으로 곽원대사를 느닷없이 공격을 가하게 된다. 공력만 앞섰을 뿐 무예를 익힌 바 없는 곽원대사가 위기에 몰리게 되자 그의 어린 제자 장군보가 심오한 내공(內功)이 실린 권법(拳法)과 장법(掌法)으로 하족도를 공격하게 되고 하족도가 어린 아이를 상대로 10여 합이 이르도록 싸웠으나 결코 이기지 못하게 된다. 하족도는 깊은 탄식과 함께 스스로 패배를 자인하고 소림사를 떠나게 된다.

어떻게 해서 그러한 일이 가능하게 되었는가? 곽원대사는 장경각(藏經閣)을 관리하는 스님으로 구양진경(九陽眞經)을 도둑맞게 되자 쇠 물통으로 물을 긷는 벌을 받는 중이었다. 보관된 장서들을 관리하는 틈틈이 습기를 제거하기 위해 소장된 경전들을 햇볕에 말리는 시간에 곽원대사는 그 책에 있는 내공심법대로 호흡법과 운기법을 익히게 되었고 익힌 내역을 어린 제자 장군보에게 전수하였다.

장군보는 시간이 나는 대로 스님들이 무예를 수련하는 것을 지켜보면서 스스로 권법(拳法)과 장법(掌法)을 익혀 결정적인 순간에 스승의 위기뿐만 아니라 천년 고찰 소림사의 명예를 구하게 되었던 것이다. 어린 나이의 장군보가 비록 무림 본산으로 일컬어지는 소림사의 명예를 지키고 보존하는 데 크나큰 기여를 하였으나 이는 소림사의 엄한 규율을 범한 것이어서 극형을 언도받게 된다.

70여 년 전 부엌에서 불을 지피는 화공 두타는 감독하는 스님의 성질이 난폭하여 걸핏하면 얻어맞기 일쑤였다. 절치부심하던 화공 두타는 몰래 소림절기를 익힌 후 소림의 고지 선사를 살해하고 뭇 스님에게 상해를 입히고 널리 남쪽의 남소림사로 도망가 잠적해 버렸다. 이로 인해 소림사에는 몰래 소림절기를 배운 자는 누구를 막론하고 극형에 처한다는 엄격한 규율이 확립되었고 소림사를 구한 장무기도 이에서 예외가 되지 않았다.

극형의 위기에 몰린 어린 제자 그리고 그를 찾아온 어린 소녀 곽양 여협(女俠)을 쇠 물통에다 담고서 곽원대사는 밤낮으로 이어지는 추격대를 피해 도망가다가 서쪽 하늘에 걸린 달이 지고 동녘 하늘이 밝아 올 무렵 기진맥진해 죽음을 맞게 된다. 죽음을 앞둔 곽원대사는 큰 나무 등걸에 기대고 앉아서 어린 제자에게 나지막하게 구양진경(九陽眞經)의 구결(口訣)을 읊어 준다. 밤새워 추격대를 이끌고 온 나한당의 수좌 무색 선사는 생사기로에 접어 든 곽원대사를 차마 잡아들이지 못하고 그도 또한 심오한 경전의 내용을 어린 두 소년 소녀와 함께 이를 조용하게 귀담아 듣는다.

경전의 내용을 마음속 깊이 새긴 어린 두 소년 소녀는 훗날 일대의 무림종사(武林宗師)가 된다. 곽양 여협(女俠)은 아미파의 개조(開祖)가 되었고 장군보는 무당파의 개조(開祖)가 되고 그 이름을 장상봉이라고 칭하게 되었다.

【구양진경(九陽眞經)의 구결(口訣)】

구양진경(九陽眞經)은 호흡법과 운기법(運氣法)으로 이루어진 내공심법(內攻心法)이다. 구결(口訣)은 사부가 적전제자에게 내공심법의 요체(要諦)를 자세하게 풀어서 전하여 주는 구어체(口語體)로 되어 있다. 구결(口訣) 중에는 다음과 같은 구절이 나온다.

① "氣는 힘을 빌려 등에서 발사된다. 어떻게 해서 등에서 힘이 발생하는가?

② "氣가 아래로 내려가면 양어깨에서 등에 받아들여지고 허리에 쏟으면 그 氣가 왜 오르내리게 되는가? 오르내리는 힘을 거두어들이는 것을 합(合)이라고 한다. 허리를 펴 등에 이르면 어깨에 힘이 가고 손끝에 그 힘을 펼치면 그 힘은 내려가면서 떠오르게 된다. 이를 개

(開)라고 한다. 합(合)은 힘을 거두어들이고 개(開)는 놓아 버린다"

③ "氣는 수레바퀴와 같은 것, 둘러싼 몸은 모두 그것을 따른다. 따르지 않는 곳에서는 몸이 산란해진다. 그 잘못은 허리와 다리에서 구해야 하느니라"

④ 상대방이 움직이지 않으면 나도 움직이지 않고 상대방이 조금이라도 움직였을 땐 나는 이미 움직인 후다.

⑤ 합(合)은 힘을 거두어들이고 개(開)는 놓아 버린다. 능히 개합(開合)을 알고 음양을 알면….

【구결(口訣) 해설】

・ ① 구결(口訣)

"氣는 힘을 빌려 등에서 발사된다. 어떻게 해서 등에서 힘이 발출되는가?"

氣가 힘을 빌려 등에서 발사되려면 몸 안의 氣는 등 부위에 축적되어 있어야 한다. 전통적인 단전호흡법에서는 아랫배에다 혈관을 소통시킬 수 있는 '기운(압력)'을 축적시키는 하단전축기에다 모든 노력과 정성을 기울인다. 따라서 모든 노력과 정성을 다하여 하단전축기를 비록 이룬다고 할지라도 척추관과 그 주변의 혈관을 겨우 소통시킬 수 있을 뿐, 등 부위에다 몸 안의 기운(압력)을 축적시키는 것은 불가능하다. 그러나 원초적 생명력이 발동되는 인체의 메커니즘을 이용하게 되면 몸 안의 氣를 어깨선과 척추선이 맞닿는 대추혈(大椎穴) 부위에다 축적시켜 이를 강화, 단련할 수 있게 된다. 부연하자면 다음과 같다.

입으로 길게 숨을 토하고 난 뒤에 '입을 닫고 숨을 멈추는 동작'을 거듭하게 되면 골반과 다리 부위에 응축된 원초적 생명력은 코로 숨을 들이켤 때에는 몸 안의 기운(압력)을 골반과 다리 부위에다 축적시키는 힘으로 작용하게 된다. 골반과 다리 부위에 축적된 몸 안의 기운(압력)은 코로 숨을 들이켤 때에는 근육과 인대로 된 기도와 횡경막을 늘어뜨리고 확장된 기도를 통해서 숨을 끌어들이는 흡인력으로 작용하게 되어 들이키는 숨이 길어지면서. 입으로 토하는 숨 역시 길어지는 복식호흡이 자연스럽게 이루어지게 된다.

시간이 지나면서 더욱 강력해진 골반과 다리 부위에 응축된 몸 안의 기운(압력)의 일부는 항문이나 발끝을 통하여 배출되어 나가고 미처 배출되지 못한 기운(압력)은 스스로의 힘에 밀려 발바닥과 종아리를 거쳐 척추선을 타고 올라가면서 막힌 혈관을 소통시켜 나가게 된다.

척추선을 타고 지속적으로 올라가는 몸 안의 기운(압력)을 제대로 수습하고 갈무리하는 방안은 등 뒤의 척추선과 어깨선이 맞닿는 대추혈(大椎穴) 부위에다 축적시키는 수밖에 없게 된다. 척추선을 타고 지속적으로 올라가는 몸 안의 기운(압력)을 등 뒤의 척추선과 어깨선이 맞닿는 대추혈(大椎穴) 부위에다 축적시켜 놓게 되면 필요한 氣는 등 부위에서 부터 발출하게 된다.

• ② 구결(口訣)

"氣가 아래로 내려가면 양어깨에서 등에 받아들여지고 허리에 쏟으면 그 氣가 왜 오르내리게 되는가? 오르내리는 힘을 거두어들이는 것을 합(合)이라고 한다. 허리를 펴 등에 이르면 어깨에 힘이 가고 손끝에 그 힘을 펼치면 그 힘은 내려가면서 떠오르게 된다. 이를 개(開)라고 한다. 합(合)은 힘을 거두어들이고 개(開)는 놓아 버린다"

"氣는 마음을 따르고 마음은 氣를 따른다" 수련자가 코로 숨을 들이켤 때 등 뒤의 척추선과 어깨선이 맞닿는 대추혈(大椎穴) 부위에다 의식을 두고 숨을 들이키게 되면 척추선을 타고 올라가는 기운(압력)을 등 뒤 어깨선과 척추선이 마주 닿는 대추혈(大椎穴) 부위에다 결집시키게 되고 입으로 길게 숨을 토하게 되면 대추혈(大椎穴) 부위에 결집된 몸 안의 기운(압력)의 일부는 머리와 팔 부위로 그리고 나머지 대부분의 기운(압력)은 몸통 앞쪽의 척추선을 타고 내려가면서 막힌 혈관을 소통시키게 된다. 이로 인해 들숨과 날숨에 따라 대추혈(大椎穴)의 등 부위에 응축된 氣가 척추선을 타고 오르내리면서 손끝과 발끝에 이르는 막힌 혈관까지도 강력하게 소통시켜 나가게 된다.

코로 숨을 들이켜면서 몸 안의 기운(압력)을 어깨선과 척추선이 마주 닿는 대추혈(大椎穴) 부위에다 결집시키는 것을 합(合)이라고 하고 입으로 숨을 토하면서 몸 안의 기운(압력)으로 손끝과 몸통 앞쪽의 척추선을 타고 내려가면서 막힌 혈관을 소통시키는 것을 개(開)라고 한다.

· ③ 구결(口訣)

"氣는 수레바퀴와 같은 것, 둘러싼 몸은 모두 그것을 따른다. 따르지 않는 곳에서는 몸이 산란해진다. 그 잘못은 허리와 다리에서 구해야 하느니라"

골반과 다리 부위에 응축된 몸 안의 기운(압력)의 일부는 항문이나 발끝을 통하여 배출되어 나가고 미처 배출되지 못한 기운(압력)은 스스로의 힘에 밀려 발바닥과 종아리를 거쳐 척추선을 타고 올라가면서 막힌 혈관을 소통시켜 나가게 된다.

'氣는 수레바퀴와 같은 것'으로 척추선을 타고 지속적으로 올라가는 몸 안의 기운(압력)을 제대로 수용하고 갈무리하지 못하게 되면 '몸이 산란'해진다. 이를 방지하는 방법은 몸 안의 기운(압력)을 어깨선과 척추선이 맞닿는 대추혈(大椎穴)에다 결집시켜 들숨과 날숨에 따라 몸 안의 기운(압력)을 수레바퀴처럼 척추선을 타고 오르내리도록 하여야 한다.

- ④ 구결(口訣)

　"상대방이 움직이지 않으면 나도 움직이지 않고 상대방이 조금이라
　도 움직였을 땐 나는 이미 움직인 후다"

　등 뒤 대추혈(大椎穴) 부위에 축적된 강력한 기운(압력)은 코로 숨을 들이켤 때에는 몸 안의 기운(압력)을 대추혈(大椎穴) 부위로 결집시키게 되고 입으로 숨을 토하게 되면 몸 안의 기운(압력)이 제자리로 되돌아가는 과정에서 손끝과 발끝에 이르는 미세혈관까지 소통시키게 되어 전신에는 기력이 항상 충만해져 있게 된다.

　그리고 들숨과 날숨만으로도 몸 안의 기력이 더욱 강화 단련되어 가고 있기 때문에 아무리 위급한 상항이라고 할지라도 별다른 준비 동작 없이 등 뒤 대추혈(大椎穴) 부위에 축적된 강력한 기운(압력)으로 언제든 반격이 가능해진다.

- ⑤ 구결(口訣)

　"합(合)은 힘을 거두어들이고 개(開)는 놓아 버린다. 능히 개합(開合)을 알고 음양(陰陽)을 알면…"

　몸통 앞쪽 중앙에 수직으로 뻗어 있는 임맥(任脈)의 경락(經絡)줄기는 음(陰)의 기운이고 등 뒤에 수직으로 뻗어 있는 독맥(督脈)의 경락(經

絡)줄기는 양(陽)의 기운에 속한다. 생식선과 항문 사이의 회음(會陰)은 氣가 전신을 운행함에 있어서 반드시 거쳐야 할 통로이고 음(陰)과 양(陽)의 氣가 다투는 곳이어서 척추선을 타고 밑으로 내려가는 몸 안의 기운(압력)은 반드시 이곳을 거쳐 척추선을 타고 올라가도록 하는 것이 필요하다.

그리고 어깨선과 척추선이 마주 닿는 대추혈(大椎穴) 부위에 축적된 강력한 몸 안의 기운(압력)을 들숨과 날숨으로 척추선의 앞과 뒤를 수레 바퀴처럼 순환시키게 되면 힘을 거두어들이는 합(合)과 이를 놓아 버리는 개(開)가 동시에 이루어지게 되고 음양(陰陽)의 조화로 인체에 잠재된 원초적 생명력이 상상을 초월하는 힘을 발휘하게 된다.

요약하자면 소림사의 장경각(藏經閣)에 비장되고 있는 구양진경(九陽眞經)을 익히게 되면 내공심법(內攻心法)의 정수(精髓)를 얻게 되어 천하 무림을 제패할 수 있는 최고의 경지에 도달하게 된다.

【한빙장(寒氷掌)의 해소】

실존 인물 장무기는 무당파의 7대 제자 중 다섯째인 장취산의 아들이다. 몽고 세력에 포섭된 적의 간계로 부모는 죽음으로 내몰리고 어린 나이의 장무기는 극악하기 그지없는 한빙장(寒氷掌)을 맞아 생사가 기로에 처하게 된다. 한빙장(寒氷掌)을 맞게 되면 극심한 한기(寒氣)가 내부 장기와 뼛속까지 침투해 들어가 생명이 나날이 잦아들고 있었기 때문이다. 무당파를 창건한 장삼봉은 6명의 제자와 더불어 몸속의 한기(寒氣)

를 제거하고자 방 안에다 화롯불을 피워 놓고 교대로 장무기에게 강력하기 그지없는 氣를 투입하여도 이미 뼛속에 까지 침투해 들어간 한기(寒氣)를 제거할 수 없게 되자 장삼봉은 어린 장무기를 데리고 아미파와 소림사를 찾는다.

소림사의 곽원대사가 마지막 임종 시에 구양진경(九陽眞經)을 읊을 때 소림사 나한당의 수좌 무색 선사와 아미파의 창건자 곽양 여협(女俠)이 이를 동시에 경청한 바 있었기 때문에 두 사람의 기억을 되살려 구양진경(九陽眞經)의 진의를 파악하여 장무기의 불치병을 치료하고자 하였던 것이다.

그러나 두 문파로부터는 문파의 비전지법과 절기(絶技)를 누설할 수 없다는 이유로 거절당하고 장무기는 죽음을 앞두고 산야를 헤매다 우여곡절 끝에 구양진경(九陽眞經)을 얻게 되자 이를 스스로 익혀 천하무림을 제패하게 되었다.

그러나 그 구양진경(九陽眞經)에도 한기(寒氣)를 몰아낼 수 있는 비전지법은 없었다고 생각한다. 핵심적인 요결(要訣)은 오직 구두로만 사부가 적전제자에게만 전해지기 때문이다. 장삼봉이 어린 제자를 데리고 아미파와 소림사를 찾아간 것만 보아도 이는 자명하다.

어린 장무기는 우여곡절 끝에 구양진경(九陽眞經)을 습득하여 이를 깨치는 동안 내부장기와 뼛속까지 침투한 극심한 한기(寒氣)를 이겨 내고자 입을 꽉 다물고 자신도 모르게 숨을 멈추는 동작을 거듭하게 되었다고 생각한다. 극심한 한기(寒氣)를 이겨 내고자 입을 꽉 다물고 자신도 모르게 숨을 멈추게 되면 뼈대에 응축된 원초적 생명력(原初的 生命力)이 상상을 초월한 강력한 기운(압력)으로 척추관과 그 주변의 혈관을 소통시켜 아랫배로 통하는 숨길을 열어 놓게 되고 열려진 숨길을 따라 수련자의 의지와 관계없이 코를 통해서 지속적으로 숨을 끌어들이게 되고 피부 표면의 모세혈관을 열어 놓고도 숨을 끌어들이게 된다.

또한 입을 닫고 숨을 멈추게 되면 팔과 다리 부위 그리고 전신에 걸쳐 약한 전기에 감전된 듯한 저릿저릿한 느낌이 생긴다. 이는 뼈대에 응축된 원초적 생명력(原初的 生命力)이 상상을 초월한 강력한 기운(압력)으로 피부 표면의 모세혈관을 열어 놓고 대기 중의 산소를 강력하게 끌어들이기 때문이다. 이는 입을 닫고 숨을 멈추는 순간 피부 표면에 돋아나는 소름을 보아도 자명해진다. 피부 표면에 돋아나는 소름은 모세혈관이 열리면서 생기는 기공(氣孔: 숨구멍)이다.

입을 닫고 숨을 멈추는 동작을 거듭할 때마다 골반과 다리 부위에 응축된 강력한 원초적 생명력은 몸 안의 기운(압력)을 골반과 다리 부위에다 결집시키는 역할을 하게 된다. 골반과 다리 부위에 축적된 강력한 기운(압력)은 코로 숨을 들이킬 때에는 근육과 인대로 된 기도(氣道)와 횡경막을 늘어뜨리고 확장된 기도(氣道)를 통해서 들이키는 숨이 길어지면서 입으로 토하는 숨이 길어지는 복식호흡법을 생활화하게 된다.

이로 인해 입으로 길게 숨을 토하는 복식호흡법의 생활화는 생활 자체가 혈관소통으로 이어져 손끝과 발끝에 이르는 미세혈관까지도 소통시켜 나가게 된다. 인체를 구성하고 있는 각자의 세포는 모세혈관을 통해서 공급받은 '산소'를 가지고 역시 모세혈관을 통해서 공급받은 당분을 산화, 연소시켜 생긴 열(熱)로 체온을 유지하고 근육을 움직이는 힘을 얻게 된다. 이를 세포호흡이라고 일컫는다.

다시 말해서 각 세포는 미트콘트리아라고 하는 특별 연소기구인 내연기관(內燃機關)을 가지고 있는 셈이다. 손끝과 발끝에까지 미세혈관이 소통되기 시작하면서 각자의 세포가 가진 내연기관(內燃機關)을 본격적으로 가동을 하게 되자 몸 안에 생성된 강력한 열기(熱氣)로 장무기는 한빙장(寒氷掌)을 맞아 내부장기와 뼛속에 까지 침투한 극심한 한기(寒氣)를 드디어 극복하게 되었다고 생각한다.

【중국의 기공】

중국의 기공 인구는 3억 명 이상에 달한 것으로 추정된다고 한다. 저명한 기공의 종류와 문파만도 중화양생익지공(中華養生益智功)·향공(香功)·원극공(元極功)·지능공(智能功)·법륜공(法輪功)·개지공(開智功)·도인양생공(導引養生功)·세수신공(洗髓神功)·비종내공(秘宗內功)·일지선기공(一指禪氣功)등 3백여 종이 있다. 기공관련 책자는 집계가 어려울 정도이며, 기공학 사전도 여섯 종류가 있다.

기공을 주제로 한 문학작품은 베스트셀러로 자리 잡았으며, 저명한 기공잡지만도『中華氣功』,『기공과 과학』등 수십 종이 있다. 1981년에는 중국 최고 명문대학인 청화대학(靑華大學)에 '기공과학연구소(氣功科學硏究組)'가 설립되어 육조음(陸祖蔭: 물리학) 교수의 지도하에 초음파 실험기 등 기기로 기공의 연구실험을 지속하고 있다. 여러 병원에서는 기공치료사가 양의사와 함께 환자를 치료하고 있다.

【금학(金學)】

중국의 특이한 문학세계를 개척한 홍루몽(紅樓夢)을 연구하는 학문단체를 홍학(紅學)이라고 하듯이 김용의 작품을 연구하는 단체를 금학(金學)이라고 한다. 대만에서는 금학연구총서만도 18권에 이른다고 한다. 김용의 첫 출세작『사조영웅전』(1957)은 중국 베이징 초등학교 필독도서로 선정되었고 그의『영웅문』은 1980년대 한국에서 무협소설 돌풍을 일으키는 주역이 되었다. 그가 창안한 영웅호걸들이 태산(泰山)을 비롯한 중국의 명산에서 비전의 권법을 휘두른 덕에 중국의 오악(五嶽)은 관광명승지가 되기도 하였다.

신필의 경지에 도달한 것으로 일컬어졌던 김용은 2018년 10월에 94세를 일기로 지병으로 세상을 떠났다. 살아생전에 그는 "내 무협소설에서 무공은 허구로 되어 있지만 정신은 진실이고 책을 통해서 정의. 공평, 공정을 배웠으면 한다"라고 피력한 바 있다.

그는 비록 94세를 일기로 지병으로 세상을 떠나긴 했지만 구양진경(九陽眞經)에 수록된 내공심법(內功心法)의 요결(要訣)의 상당 부분을 터득한 바 있었다고 생각한다. 2005년에 81세의 나이로 평생 염원이었던 중국사 저술을 위해 영국 켐프리치 대학에 유학을 떠났고 89세였던 2013년에는 베이징 대학에서 박사학위를 받았기 때문이다. 그가 노년에 이르러서도 저술과 새로운 학업에 노력과 정성을 기울일 수 있었던 것은 호흡법과 운기법(運氣法)으로 이루어진 내공심법(內攻心法)을 깊이 터득하였기 때문에 비로소 가능하게 되었다고 생각한다.

【왜 내밀히 전하여져 오는가】

흔히들 중국을 일컬어 땅이 광활하고 문물이 번성하다는 뜻에서 물중지대(物中地大)하다고 한다. 물중지대(物中地大)한 중국의 곳곳에는 각 문파나 숱한 기인이사(奇人異師)들이 평생을 두고 선도(仙道)와 무공을 수련하고 있다, 이들 중 몇몇의 기인이사(奇人異師)들은 구양진경(九陽眞經)에 수록된 내공심법(內功心法)의 요결(要訣)을 능히 터득하였다고 생각한다.

내공심법(內功心法)의 요결(要訣)을 터득한 이후에도 깊은 심산유곡에 은거하고 있는 이유는 내공심법(內功心法)의 비전지법들은 천기(天機)에 속하는 것이어서 각 문파에서 적전제자에게만 전승되어 온 전통을 그대로 이어받아 이를 세상 밖으로 알려 줄 수가 없기 때문이라고 생각한다.

각 문파나 사문(師門)에서 내밀히 전수되어 오는 내공심법(內功心法)은 한마디로 인체에 잠재된 능력을 극대화시킬 수 있는 혈관소통법으로 이루어진다. 무공으로 천하를 제패하던 시절에는 이 비전지법을 터득한 자만이 무림을 제패하여 천하를 호령할 수 있었기 때문에 이를 심성이 바른 적전제자에게만 전수할 필요가 있었다고 생각한다.

그것은 심성이 나쁜 무리에게 이 비전지법이 잘못 전수되면 천하에 걷잡을 수 없는 해악을 끼쳤기 때문이었다. 이제 어느덧 개인의 무공만으로 천하를 제패하던 시절은 지나고 최첨단의 과학과 무기 그리고 정보가 싸움의 승패를 결정하는 시대가 되었다. 그리고 오늘날과 같은 지식정보화시대에는 누가 앞선 지식과 정보를 가지는가에 따라 경쟁에서 살아남고 그 싸움을 결정짓는 지식정보화시대가 되었다.

단학(丹學)이 참으로 만인을 이롭게 하는 홍익인간(弘益人間)과 제세이화(濟世理化)의 수단이라고 할 것 같으면, 몸 안의 혈관소통법을 의미하기도 하는 호흡법과 운기법(運氣法)으로 이루어진 내공심법(內功心法)의 요체는 이를 만천하에 널리 공개함이 마땅할 것이다. 그리고 노쇠현상과 질환으로 고생하고 있는 사람들이 피폐해진 심신을 다스릴 수 있도록 난해하기 그지없는 내공심법(內功心法)의 내용과 표현 방법들을 현대적인 표현방법과 내용들로 구성하고 누구든지 쉽게 익히고 배울 수 있도록 하여야 할 것이다. 그리고 선도인들이 우여곡절 끝에 터득한 이들 내역들을 감추지 않고 공개한다는 것은, 단학(丹學)의 이념을 구현하는 길이 될 것이라고 생각한다.

【사이비(似而非) 기공(氣功)】

내공심법(內功心法)의 비결이 깊숙이 감추어져 내밀히 전수되어 온데 반하여 이를 빙자한 사기와 속임수 또한 극심한 곳이 또한 중국이라고 생각한다. 2018년 8월 8일 조선일보에 게재된 기사 중에는 중국의 권부(權府)를 농락한 기공사(氣功士) 장바오성 사망소식이 세인을 놀라게 한바 있다고 보도되었다.

30여 년 전 중국 최고 지도자들을 현혹했던 희대의 사지꾼 기공사(氣功士) 장바오성(58세)이 베이징에서 심장 질환으로 사망하였다. 장바오성은 20대 청년이던 1982년 중국 공산혁명 원로이던 엽검영(葉劍英) 당 군사중앙위원회 부주석에게 자신이 초능력을 가졌다고 설득하는 데 성공하면서 중국의 지도부에서는 귀빈대접을 받았다. 그는 염력(念力)을 이용하여 사물을 이동시키고 봉투 안에 있는 종이에 어떤 글자가 적혀 있는지를 알아 맞혔다.

중국 정부는 그에게 속아 초능력을 군사적으로 활용할 수 있도록 연구하게 하였다. 정신력으로 우주에 떠 있는 인공위성을 통제하고 바다 건너 적군에게 강력한 기공(氣功)을 발사하는 촌극을 빚기도 하였다.

국보급 기공사(氣功士)라고 불리던 그의 사기행각은 오래가지 못했다. 장바오성을 대상으로 한 중국과학원의 현장실험 결과 그의 기공(氣功)은 잘 짜인 거짓으로 밝혀졌다. 중국 정부는 장바오성의 조작수법을 1995년 보고서 형태로 발간하였다.

그러나 기공(氣功)의 초능력을 과시하는 사기행각은 옛날부터 끊이지 않고 있다. 의학으로서도 어쩔 수 없는 난치병의 극복은 물론 무병으로 장수할 수 있다는 기공법이 일반 대중들을 현혹시키고 있고 절대 군주인 황제까지도 기만과 사기극으로 인해 그 피해를 입는 일이 비일비재하였다는 것은 다음의 사례를 보더라도 미루어 짐작할 수가 있다고 본다.

【조너선 스펜스의 『강희제』】

예일 대학교의 역사학 교수 조너선 스펜스가 저술한 『강희제』를 읽어 보면 그 당시의 한의학의 의료 수준이나 기공 수준을 엿볼 수 있다. 만주족인 청조의 강희제는 1661년 8세의 어린 나이로 황제로 등극하여 61년 동안 제위에 있으면서 러시아의 남하세력을 외흥안령에서 저지하였고 네르친스크조약을 체결함으로써 그 경계를 확정했다. 그리고 변방의 티베트와 신강성, 내몽고에 이르는 중국의 광대한 강토를 차지하였다.

근면과 질박으로 자신을 끊임없이 단련하였고 서양 선교사들로부터는 기하학과 측량술을 배워 황하의 제방공사에도 직접 참여하였다고 한다. 선교사들은 그의 왕성한 학구열에 미처 대응을 못할 정도의 근면함과 명민함을 갖추고 있었다고 한다. 또 한편으로는 구중궁궐에 갇혀 있지 않고 편복으로 시장 바닥을 누비면서 온갖 정보를 수집함으로써 지방 관아와 토호 세력의 발호와 적폐를 과감히 척결하기도 하였다고 한다.

이 명민한 강희제는 그 당시 중국 사회를 풍미하였던 선도지법(仙道之法)에도 관심을 가지고 있었고 의술 분야에도 많은 연구와 공부가 있었음을 다음의 기록으로도 알 수 있다.

"요즈음 의원들 중에는 『황제내경』을 이해하거나 거기에 실린 중요한 의술을 익힌 자가 거의 없다. 또한 그들의 가르침도 천박하기 짝이 없어 오래전에 만들어졌다는 의서들이 과연 진짜인지 알아보기 위해 많은 의서들을 읽어 보았다. 의원들은 경락공부도 하지 않고 이전에 발생하였던 유사한 질병에 대해서도 무지하며, 부유한 환자와 가난한 환자를 차별하여 명예와 돈을 모으는 데 온 힘을 쏟는다. 나는 이러한 사실을 잘 알고 있고 그래서 슬프기도 하지만 막을 수가 없다. 일거리를 조금밖에 가지지 못하고 이곳저곳을 떠돌아다니면서 가까스로 생계를 꾸려 가는 의원들을 모두 법정에 세울 수는 없기 때문이다"

이 뛰어나고 영민한 황제가 선도지법(仙道之法)에 대해서 가지고 있는 견해는 매우 부정적이다.

"늙지도 않고 특별한 힘을 회복하거나 얻을 수 있다고 호기롭게 말하는 도사들이 있다. 이들은 전혀 부끄러움을 모른다. 몇 년 동안 그들을 지켜보아 왔지만 그들 역시 다른 사람들과 같이 늙어 갔다. 불로장생을 말하는 자들은 허풍선이에 불과하다. 만일 그들이 불사의 존재라면 왜 천한 이 세상으로 내려와 괴로워 하는가. 그들의 주장이 엉터리임은 시간이 조금만 지나면 금방 드러난다. 그들은 나에게 확신시키려 하였지만 그들의 주장은 황당무계하였다. 나는 그들을 수백 명이나 지켜보았다. 시간이 흐르면 그들은 제 몸 하나 건사하지 못하는 경우가 많았고 어떤 자는 죽기도 하였다"

위의 기록들은 천하를 호령하는 만승천자(萬乘天子)가 그 당시의 정보망과 권력과 재력으로도 결국은 무병장수의 꿈을 실현시킬 수 있는 진정한 선도인을 찾을 수 없었다는 것으로 요약할 수 있다.

중국의 이월화(李月河)가 지은 70여 권으로 이루어진『강희제』, 『옹정제』, 『건륭제』의 실명 소설에는, 그 당시의 사회상과 의료 수준들 그리고 도인들의 활동 상황 등이 역사적 기록들을 바탕으로 손에 잡힐 듯이 묘사되어 있다. 주룽지 총리를 비롯한 중국의 지도자 그룹은 이들 책이 출판되자마자 목민관(牧民官)의 길을 제시하는 것이라고 하여 애독하였고 주룽지 총리는 이들 책자를 북한의 김정일 국방위원장에게도 기증하였다고 한다.

제47장
자연휴양림에서의 氣 수련법

【자연휴양림】

한국산림복지원의 발표에 의하면 우리나라의 1인당 임목축적 수준은 경제협력개발기구(OECD)의 평균 수준을 이미 넘어서고 있다고 한다. 1997년 1인당 임목축적은 53㎥에서 2016년에는 150㎥에 달하였다고 한다. 산림을 통해서 얻어지는 맑은 공기, 맑은 물, 휴양 공간 등의 공익적 가치는 1987년 18조원, 2015년에는 126조 원에 이르고 있다고 한다.

임목 축적량의 증가는 숲이나 산림을 기반으로 국민에게 숲 교육, 숲 치유, 휴양, 문화, 레포츠 등의 제공을 위해 전국에는 산림청 관할의 자연휴양림이 30여 개가 운영되고 있고 산림청에 등록된 산림복지 전문가가 1만 8천여 명에 이르고 있다고 한다. 그중에서도 주목을 받고 있는 직종은 산림치유사다.

【산림치유사】

산림치유사자격(1급, 2급)을 얻기 위해서는 대학의 관련학과의 학위가 있어야 하나 숲 해설가, 유아 숲 지도사, 숲 길 체험지도사는 학력 제한 없이 산림치유사 양성기관에서 필요과정을 이수 후 산림교육원에서 실시하는 시험에 합격하면 산림치유사자격(1급, 2급)을 취득할 수 있다고 한다.

산림치유프로그램 참여자를 대상으로 한 심박수와 뇌파, 맥박과 혈압 등의 전후를 측정하는 임상연구를 통해서 심리적, 정서적, 물리적 치유효과가 일부 검증된 것을 계기로 현재 등록된 산림 치유프로그램만 26개에 달하고 있고 전국의 30여 개의 자연휴양림에서 이를 선별적으로 운영하고 있다고 한다.

통합의학의 관점에서는 각자의 치유프로그램을 보완 발전시키기 위해서도 새로운 치유프로그램의 개발은 지속적으로 이루어져야 한다고 본다.

【산림 치유지도사의 전망】

인터넷에는 다음과 같은 사연들이 소개되고 있다. 올해 산림치유지도사 2급 자격을 취득하였다. 작년에 158시간의 교육과정을 마치고 150만 원의 과정수료비도 지불했다. 산림 치유와 산림 관광 연계 등 많은 고민을 하고 있지만 아직까지도 이를 활용할 수 있는 근무처나 방법을 찾지 못하고 있다. 최선의 방법은 획기적인 아이템으로 헬스케어 시장에 뛰어드는 것이 필요하다고 생각한다.

독일은 국민 복지를 위해 산림치유를 건강보험으로 적용시킨다고 한다. 그렇다고 한다면 한국에서도 아토피, 암 환자, 치매와 같은 난치병 환자 그리고 외상 후 장애 등 환자에 대한 개인별 맞춤형 산림치유프로그램이 개발되어 이를 산림치유지도사들이 적극 활용할 수 있도록 하여야만 산림치유치지도사들도 생활인으로서의 근거와 입지를 다지게 된다고 생각한다.

난치병 환자에 대한 개인별 맞춤형 산림치유프로그램이 개발되어 이를 적극 활용하게 되면 산림치유지도사는 대한민국 미래 산업의 한자리로 굳게 자리 잡아 지속적인 발전이 가능하리라고 생각한다. 이를 위해서도 국민의 삶의 질 향상과 일자리 창출을 위한 좋은 아이디어가 절실히 필요하다. 위 글에 대한 인터넷의 댓글이 산림 치유지도사의 현재의 상황을 그대로 나타내고 있다고 생각된다. 댓글에는 "자격증 취득하더라도 수입이 변변치 않다는 얘기군요"

【편백 숲 우드랜드】

자연휴양림 중에는 전남 장흥군에 자리 잡고 있는 편백 숲 우드 랜드가 돋보인다고 생각된다. 1957년부터 조성되기 시작한 산림은 36만 평의 광활한 산지에 편백과 삼나무 47만 여 그루가 우람한 모습으로 하늘을 향해 치솟아 있고 깊은 계곡에는 맑은 물이 넘쳐흐르고 곳곳에 들어선 각종의 휴양시설과 편의시설을 쉽게 방문할 수 있도록 임도가 개설되어 있다.

인터넷을 검색해 보았더니 여름휴가 힐링 여행은 우드랜드가 최고라는 글귀가 나오고 다음의 글로 이어져 있었다.

"행복이 별거 있나요? 피톤치드가 가득한 숲에 누워서 편백 사이로 보이는 하늘을 바라보며 여유를 찾는 것이 행복이 아닐까요?"

그리고 어느 날 그곳 우드랜드에서 활동하고 있는 산림치유사의 일상적인 활동 내역을 TV를 통해서 접할 수 있었다. TV에 방영된 바 있는 산림치유사의 활동 내역은 대체적으로 다음의 것으로 요약된다.

- 휴양림 시설의 안내
- 피트치드의 효능 설명
- 가부좌의 자세로 앉아서 하는 단전호흡 수련
- 기본적인 기공 동작들 그리고 간단한 요가 수련법
- 편의시설에 누워서 하는 힐링

【나무를 이용한 氣수련법】

• (1) 입자(粒子)와 파동

모든 생물체는 그 질량에 상응하는 에너지를 가지고 있고 그 에너지를 입자(粒子)와 파동의 형태로 끊임없이 대기 중으로 이를 발산하고 있다. 내가 즐겨 수련을 하고 있는 부산 성지곡 공원의 숲속은 도토리나무와 소나무, 그리고 편백나무들이 군락을 이루고 있고 곧잘 나무 등걸에 기대고 앉아 수련을 하고 있는 나무는 그 밑둥의 둘레만 해도 두 아름이 넘는 우람한 도토리나무이다.

　가을이 다가오면 도토리 열매들이 지천으로 땅으로 떨어지고 이를 줍고자 하는 산행객들이 늘어난다. 도토리 열매에는 떫은맛을 내는 탄닌 성분이 있어 몸 안의 지방성분을 분해 배설시키고 도토리 열매에 함유된 아콘산은 체내 중금속 등 유해 물질을 배출시키는 웰빙 식품이라고 한다.

　도토리 열매가 그러한 특이한 효능이 있다고 한다면 그러한 열매를 맺게 하는 우람한 도토리나무들도 휘발성 방향 물질(芳香 物質)로 이루어진 그러한 약리적 성분들을 입자와 파동의 형태로 대기 중에 끊임없이 배출하고 있을 것임에 틀림이 없을 것이다. 어린 나무의 새싹들이 대지 위로 얼굴을 내밀게 되면 주변의 박테리아나 바이러스들이 몰려들어 어린 생명체를 갉아먹기 시작한다. 이에 대항해 어린 새싹들은 주변의 디프테리아나 대장균들을 죽일 수 있는 방향 물질(芳香 物質)로 대항을 하고 이를 위해 테르펜을 비롯한 페놀 화합물, 알칼로이드 성분, 배당체 등을 분비한다.

　이들 중 테르펜은 피톤치드의 역할뿐만 아니라 종족 번식을 위해 곤충을 유인하거나 억제하고 다른 식물의 성장을 방해하는 극히 지능적이고 복합적인 기능을 수행한다. 식물이 외부의 공격으로부터 스스로를 방어하기 위해 발산하는 피토케미컬은 사람 몸에도 좋은 영향을 끼쳐 세포의 노화를 방지하고 체내 면역력을 높이고 세포 손상을 억제하며 발암물질을 해독한다. 어디 그뿐인가. 숲속에는 대량의 음이온이 발생하는 곳이기도 하다.

노벨 의학 수상자인 독일의 네허 박사와 자크만 박사는, 세포막에는
전하(電荷)를 띤 입자(음이온, 양이온)가 드나들 수 있는 통로가 있고 인
체 내의 음이온이 감소하면 여러 가지 질병을 유발하게 된다는 것을 발
표하였다. 양이온이 과다하게 되면 불면증, 두통, 만성피로를 느끼게 된
다. 음이온은 폐 속의 탄산가스의 배출과 산소교환을 촉진함으로서 자
율신경의 균형유지로 혈액을 정화하고 불면증, 두통, 만성피로를 사전
에 차단하게 된다.

• (2) 나무를 이용한 혈관소통법

혈액 중의 산소 부족으로 세포가 당분을 충분히 산화, 연소시키지 못
하게 되면 혈관 벽에는 노폐물이 죽처럼 들러붙어 죽상동맥경화를 가져
오게 되어 암과 만성 질환 그리고 바이러스 감염질환을 일으키는 요인
이 된다.

막혀 있는 혈관을 소통시키는 방법에는 두 가지가 있다. 첫째는 혈관
을 소통시킬 수 있는 강력한 압력이 있어야만 한다. 둘째는 혈관 벽에 죽
처럼 들러붙어 암과 만성 질환의 원인이 되고 있는 노폐물 그리고 바이
러스를 산화, 연소시킬 수 있는 대기 중의 산소가 지속적으로 그리고 보
다 많이 공급될 수 있는 새로운 호흡법의 개발이다.

우리가 왕성한 생명력을 가진 나무로부터 혈관소통에 필요한 압력
(氣)과 산소를 손쉽게 취할 수 있는 호흡법을 개발하게 되면, 그리고 나
무들이 내어놓는 온갖 휘발성 방향 물질(芳香 物質)들과 그 약리적 성분

들을 숲속에서 호흡을 통해서 흡수하게 되면 구태여 현대의료시설을 이용하거나 값비싼 건강기능식품들을 섭취하지 않더라도 별다른 경제적인 부담이 없이 그리고 친환경적인 방법으로 막힌 혈관을 소통시켜 활발해진 혈액순환으로 면역력을 되찾게 되어 어떠한 난치병이라고 할지라도 자구노력으로 이를 극복하게 된다.

• **(3) 수목지기(樹木之氣) 호흡법**

큰 나무에 등을 기대고 앉아 두 다리를 어깨 넓이보다 약간 더 넓게 벌리거나 또는 두 발뒤꿈치 사이에 약 20㎝의 거리를 두고 두 다리가 느슨한 형태의 마름모꼴을 취한다. 수련자가 나무에다 등을 기댄 채 코로 숨을 들이키게 되면 들이키는 숨이 몰라보게 길어지면서 입으로 토하는 숨 역시 길어지는 복식호흡이 저절로 이루어진다.

둔부가 자연스럽게 들려 있게 되면 30여 개의 척추마디뼈를 감싸고 있는 근육과 인대가 밑으로 당겨지면서 생긴 견인력은 몸 안의 기운(압력)을 골반과 다리 부위에다 축적시키는 과정에서 숨을 끌어들이는 흡인력으로 작용하기 때문이다.

또한 둔부가 들린 채 나무에 등을 기대고 앉아 있게 되면 지속적으로 척추선을 타고 내려가고 있는 몸 안의 기운(압력)을 나무로부터는 광합성작용으로 생성된 폐기물인 '산소'를 몸 안으로 끌어들이는 흡인력으로 그리고 몸 안에서 활발하게 이루어진 산화, 연소 작용으로 생성된 '이산화탄소'를 나무에다 배출하는 동력원으로도 활용할 수가 있게 된다.

다시 말해서 지속적으로 척추선을 타고 내려가고 있는 몸 안의 기운(압력)을 수련자가 제대로 활용하게 되면 등을 기대고 있는 나무와 수련자 사이에는 각자의 폐기물인 '산소'와 '이산화탄소'를 서로 교환하는 수목지기(樹木之氣) 호흡법이 자연스럽게 이루어지게 된다.

氣는 마음을 따르고 마음은 氣를 따른다. 수련자가 등을 기대고 앉아 코로 숨을 들이켤 때 나무로부터 '산소'를 끌어들이겠다는 강한 의식(의념)을 가지는 것이 필요하다. 그리고 등으로부터는 나무에다 몸 안의 '이산화탄소'를 발출하겠다는 강한 의념을 가지는 것만으로도 각자의 폐기물인 '산소'와 '이산환탄소'를 서로 교환하는 수목지기(樹木之氣) 호흡법이 자연스럽게 이루어진다.

목욕탕의 탕 안에서 두 팔을 앞으로 뻗게 되면 두 팔은 물이 받쳐 주는 부양력과 팔 자체의 무게로 약 30도의 경사를 갖게 된다. 수련자가 손끝에다 의식(의념)을 두는 순간 두 팔은 수면과 평행을 이루게 된다. 손끝에다 의식(의념)을 두는 순간 몸 안의 강한 기운(압력)이 손끝으로 집중되면서 막힌 혈관이 소통되어 두 팔이 가벼워졌기 때문이다.

마찬가지로 나무에다 등을 기대고 앉아 있는 수련자가 나무로부터 산소를 흡입하겠다는 의식(의념)을 가지고 코로 숨을 들이켜게 되면 나무로부터 폐기물인 '산소'를 강력하게 끌어들이게 된다. 또한 입으로 숨을 토하면서 몸 안의 폐기물인 이산화탄소를 발출하겠다는 의식(의념)을 가지는 것만으로도 강력한 기운(압력)으로 이산화탄소를 나무에다 발출할 수가 있게 된다.

나무로부터 '산소'를 끌어들이는 흡인력 그리고 나무에다 '이산화탄소'를 발출하는 힘은 지속적으로 척추선을 타고 내려가는 강력한 기운(압력)과 통합하게 되어 수목지기(樹木之氣) 호흡법을 5분여만 하는 것만으로도 소나무의 경우 소나무의 짙은 향이 그리고 편백나무의 경우는 편백나무의 짙은 향과 함께 몸 안에는 강력한 기운(압력)이 충만하고 있음을 느끼게 된다.

소나무나 편백나무들의 짙은 향 가운데에는 나무들이 외부의 침습으로부터 자신을 방호하기 위해 입자와 파동의 형태로 끊임없이 방출하고 있는 휘발성 물질인 피톤치드를 비롯한 테르펜, 페놀 화합물, 알칼로이드성분, 배당체 등의 약리적 성분들이 당연히 포함되어 있다고 생각한다.

요약하자면 수목지기 호흡법은 광합성 작용으로 생성된 폐기물인 산소와 더불어 나무의 약리적 성분들을 포함한 나무의 왕성한 생명력을 사람들이 받아들이게 되고 광합성작용에 절대 필요한 이산화탄소를 나무에게다 직접 제공하는 나무와 더불어 살아가는 완벽한 형태의 공영(共榮), 공생(共生)의 공동체를 형성하는 계기가 된다고 생각한다.

뛰어난 지각을 가진 하나의 생명체로서의 나무는 나무와 더불어 공영(共榮), 공생(共生)할 수 있는 사람들의 노력에 진심으로 고마워하고 정성을 다하여 자신이 가진 약리적 성분들과 무한한 생명력을 아낌없이 그리고 기꺼이 제공하게 될 것이라고 생각한다.

2019년 퓰리처상 수상자인 리처드 파워스는 그의 수상작인『오버 스토리』에서 나무는 인간의 자원이 아니라 인간과 함께 살아갈 생명체라는 것을 역설하고 있다. 그의 저서에서는 사라져 가는 산림을 되살리기 위한 아홉 명의 치열한 삶을 수록하고 있다.

【흡, 흡(吸, 吸) 호, 호(呼, 呼)의 보행 중의 호흡법】

발바닥의 뒤꿈치를 앞으로 내밀어 먼저 바닥에 닿게 하면서 두 발짝을 앞으로 내딛는 동안 연속해서 두 번 입으로 호, 호(呼, 呼) 하면서 숨을 토해 내고 또한 발바닥의 뒤꿈치를 앞으로 내밀어 먼저 바닥에 닿게 하면서 두 발짝을 앞으로 내딛는 동안 코를 통해서 흡, 흡(吸, 吸)하면서 연속해서 숨을 들이켜는 호흡법이다.

'입으로 길게 숨을 토해 내는 복식호흡법'을 걸어가면서도 이를 생활화하도록 하기 위해서 고안한 것이 흡, 흡(吸, 吸) 호, 호(呼, 呼)의 보행 중의 호흡법이다. 단조롭게 이어지는 보행에서 어떤 규칙적인 리듬을 갖게 하는 흡, 흡(吸, 吸) 호, 호(呼, 呼)의 보행 중의 호흡법은, 자신도 모르는 동안에 보행 중에 흡, 흡(吸, 吸) 호, 호(呼, 呼)의 보행 중의 호흡법을 따르게 된다.

『호흡수련과 氣의 세계 제4권』에 수록된 B형의 말기 간암 그리고 B형의 간 경변 환자를 불과 3개월과 6개월여 만에 치유의 길로 이끌 수 있었던 것은 흡, 흡(吸, 吸) 호, 호(呼, 呼)의 보행 중의 호흡법을 생활화하였기 때문에 비로소 가능하게 되었다고 생각한다.

요약하자면 이 보행법을 생활화하게 되면 걸으면 걸을수록 더욱 기력(氣力)이 충만해지고 평소에 쌓였던 긴장과 스트레스를 풀어 주게 된다. 그것은 입으로 길게 숨을 토하는 동작을 거듭하게 되면 굳었던 마음과 몸까지도 동시에 풀어 주기 때문이다. 보행 중의 호흡법에 익숙해지면 한 번 숨을 토하는 동안에 그리고 한 번 코로 숨을 들이켜는 동안에 3보 내지 5보씩 발뒤꿈치를 먼저 내딛는 호흡법을, 자신의 심폐기능에 맞추어 할 수가 있게 되어 자신도 몰라보게 기력(氣力)이 충만해지고 있음을 체험하게 된다.

【나무를 이용한 경혈 경락소통】

손끝에다가 氣를 모은 수기요법(手氣療法)으로 환자를 치료할 때에는 일반적으로 환자와의 사이에 공간을 두고 외기발사(外氣發射)의 형태를 취한다. 기공사가 손끝으로 발출하는 외기(外氣)의 성분에 관해서는 '중국북경면역센터'의 연구보고서가 있다. 기공사가 공간을 격해서 발출하는 외기(外氣)에는 원적외선, 정전기, 초저주파인 80 이하의 마이크로 미립자(微粒子)가 있고 그 이외에도 적외선의 복사 정전기, 생물전자파, 이음파와 미립자(微粒子)류의 고에너지 물질이 함유되어 있다고 한다.

그러나 비록 기공사가 공간을 격해서 발출하는 외기(外氣)에 미립자

(微粒子)류의 고에너지 물질이 함유되어 있다고 할지라도, 그 고에너지 물질만으로는 환자의 굳어지고 맺혀 있는 경락(經絡)줄기와 그 경락(經絡)줄기 위의 경혈(經穴)들을 소통시켜 막힌 혈관을 제대로 소통시킬 수가 없다고 생각된다. 그렇다고 하여 환자의 경혈(經穴)에다 氣를 모은 손끝을 갖다 대면 시술자의 진기(眞氣)가 순식간에 환자의 몸으로 빨려 들어가기 때문에 시술자는 얼마 견디지 못하고 탈진(脫盡)하고 만다.

그러나 나무 등걸에 기대고 앉아 나무의 생체에너지를 이용하게 되면 그러한 탈진상태에서 벗어나게 되고 굳어지고 맺힌 경락줄기와 그 경락줄기 위의 경혈들을 강력하게 소통시켜 막힌 혈관을 소통시키게 된다.

① 약 2m의 거리를 두고 마주 보고 있는 큰 나무를 택한다. 환자가 앞에 있는 나무 등걸에다 두 발바닥과 두 손바닥을 갖다 대고 앉는다. 시술자는 나무 등걸에 등을 기대고 앉아 손끝에다가 氣를 모은 수기요법(手氣療法)으로 환자의 등 뒤의 5개의 경락(經絡)줄기와 그 경락(經絡)줄기 위의 90여개의 경혈(經穴)들을 하나하나씩 차례대로 짚어서 소통시킨다.

환자가 두 발바닥과 두 손바닥을 앞에 있는 나무에 대고 힘을 주게 되면 힘을 준 것 만큼의 '압력'이, 그리고 시술자가 나무에 등을 기대고 앉아 있는 무게만큼의 '압력'이 환자의 막힌 혈관을 소통시키는 힘으로 작용하게 된다. 그리고 혈관소통의 강도는 환자가 나무에 갖다 댄 두 발바닥과 손바닥에다 힘을 가하는 정도에 따라 스스로 조절할 수가 있게 된다.

②폐, 심장, 간, 위장, 콩팥, 소장, 대장, 방광 등 인체의 내부장기에 질환이나 질환의 조짐인 병변(病變)이 있게 되면, 등 뒤의 5개의 경락줄기 위에 분포되어 있는 90여 개의 경혈점에 근(筋)의 위축(萎縮)이나 경직(硬直), 압통(壓痛), 경결(硬結)로 나타나게 된다. 다시 말해서 내부장기의 질환을 치유시키기 위해서는 이들 굳어지고 단단하게 된 5개의 경락줄기 위에 밀집되어 있는 90여 개의 경혈을 소통시키지 않으면 안 된다.

약 2m의 거리를 두고 있는 큰 나무 사이에 두 사람이 앉아서 서로의 등을 닿게 한다. 그리고 각자가 앞에 있는 나무 등걸에다 두 손바닥과 두 발바닥을 대고 힘껏 밀게 되면 두 나무의 생체에너지 그리고 두 사람의 생체에너지가 하나로 통합되어 환자와 시술자의 등 뒤의 막힌 혈관을 동시에 그리고 강력하게 소통시키는 힘으로 작용하게 된다.

두 사람이 각자 앞에 있는 큰 나무 등걸에다 두 발바닥과 두 손바닥에다 힘을 가하게 될 때 일정 규격(30㎝ × 60㎝)의 '다면침(多面鍼)으로 된 기혈소통기(氣血疏通機)'를 두 사람의 등 사이에다 설치하게 되면 혈관소통의 효능을 획기적으로 증진시킬 수가 있게 된다.

기혈소통기(氣血疏通機)는 지압용(指壓用) 매트를 이용하여 간편하게 만들 수 있다. 매트에 설치된 유형돌기물(有形突起物)은 지름과 높이가 각각 0.8㎝로 그 거리 간격 역시 0.8㎝로 배열되어 있는 것이 바람직하다.

시중에는 탄성이 있는 합성수지로 된 그러한 유형의 지압용(指壓用)매트를 저렴하게 구입할 수 있다. 일정 규격(30㎝ × 60㎝)의 '다면침(多面鍼)으로 된 기혈소통기(氣血疏通機)'를 두 사람의 등 사이에 넣고서 두 사람이 큰 나무에 갖다 대고 있는 두 발바닥과 두 손바닥에다 힘을 가하게 되면 힘을 가한 것만큼 일정 간격으로 배열, 설치된 유형돌기물(有形突起物)을 통해서, 등 뒤의 5개의 경락(經絡)줄기와 그 경락(經絡)줄기 위의 다수의 경혈(經穴)들을, 하나로 통합된 두 나무와 두 사람의 생체에너지를 이용하여 동시적으로 그리고 강력하게 소통시키게 된다.

③ 약 2m의 거리를 두고 있는 큰 나무 사이에 환자가 나무에 등을 기대고 시술자와 마주 보고 앉는다. 시술자가 나무 등걸에 기대고 앉아서 발바닥으로 환자의 몸통 앞면에 설치된 일정규격(30㎝ × 60㎝)의 '다면침(多面鍼)으로 된 기혈소통기(氣血疏通機)'에다 힘을 가하게 되면 힘을 가한 것만큼의 '압력'이, 일정 간격으로 설치된 유형돌기물(有形突起物)을 통해서 몸통 앞쪽의 다수의 경락(經絡)줄기와 그 경락(經絡)줄기 위의 다수의 경혈(經穴)들을 동시적으로 그리고 강력하게 소통시키게 된다.

【복식호흡수련반 운영】

전국에는 산림청 관할의 자연휴양림이 30여 개가 운영되고 있고 산림청에 등록된 산림복지 전문가가 1만 8천여 명에 이르고 있다고 한다. 전국의 30여 개의 자연휴양림에서 선별적으로 운영되고 있는 각종의 치유 프로그램의 참여자에게 질병의 예방이나 치유에 도움을 줄 수 있는 가장 효과적인 그리고 가장 확실한 방법이 복식호흡법을 제대로 익혀 이를 생활화하도록 하는 것이라고 생각한다.

전국의 30여 개의 자연휴양림에서 선별적으로 운영되고 있는 각종의 치유프로그램이 제대로 효과를 발휘하기 위해서도 복식호흡수련과정을 편성, 운영하는 것이 최선의 방안이 된다고 생각한다.

【복식호흡수련반의 교과 운영과 수련기간】

2016년 경북 영주와 예천 일대를 아우르는 국립산림치유원 다스림이 개원된 바 있다. 숲에 존재하는 다양한 환경요소를 활용해 인체의 면역력을 높이고 신체적 정신적 건강을 회복시키는 것을 내용으로 하고 있고 이를 통해 산림치유의 효능을 향상시키는 것이 그 목적이다.

국립산림치유원에는 건강증진센터, 산림치유 마을 수 치유센터, 치유 숲길 등 산림휴양의 명소가 된 이곳에는 힐링을 원하는 사람들의 발길이 이어지고 있다고 한다. 이곳에서는 혈압과 체성분등 신체측정과 건식, 음파, 아쿠아, 치유실 등 건강치유체험이 가능하다고 한다. 그리고 수련기간은 다음과 같은 일정으로 구성되어 있다.

- 하루 동안 산림과 교류하며 치유효과를 최대한 느낄 수 있도록 하는 당일 체험
- 사전검사 및 교육을 통해서 다양한 활동을 선택해서 참여할 수 있는 2박 3일 체험
- 식습관 등 장기적인 치유와 개선을 유도하는 1주일 체험. 1개월

체험 등 기간별로 프로그램을 골라 참여할 수 있다고 한다.

전국의 각 자연휴양림에서 복식호흡수련반을 운영하고자 하는 경우에는 국립산림치유원에서 실시하고 있는 중·단기의 치유프로그램이 참고가 되리라고 생각한다. 하루 동안 산림과 교류하며 치유효과를 최대한 느낄 수 있도록 하는 당일 체험에서는 물론이고 2박 3일 체험에서부터 1주일 체험, 1개월 체험 등 기간별로 이루어지는 프로그램 참여자에게도 필수적으로 나무를 이용한 복식호흡법을 지도하여 이를 익히도록 하는 것이 바람직하다고 생각한다.

【개인별 맞춤형 산림치유프로그램】

『호흡수련과 氣의 세계 제5권』에는 복식호흡법으로 질병을 사전에 예방하거나 난치병을 해소할 있는 몇몇 사례들을 수록하고 있다. 이를 근거로 개발할 수 있는 치유프로그램으로는 다음의 것이 가능하다고 생각한다.

- 암 환자를 지원하는 복식호흡 수련반
- C형 간염환자를 위한 복식호흡 수련반
- 담적증 환자를 위한 복식호흡 수련반
- 치매 환자를 위한 복식호흡 수련반
- 뇌졸중 환자를 위한 복식호흡 수련반
- 수면 중 무호흡. 코골이 환자를 위한 복식호흡 수련반
- 대사증후군 환자를 위한 복식호흡 수련반

- 나무를 이용한 경혈 경락 소통 수련반
- 실버 세대를 위한 항노화 프로그램

【자연휴양림의 역할】

　산림청에서 보유하고 있는 자원과 제도를 활용하게 되면 복식호흡수련지도자를 양성하는 교육기관으로서의 역할을 하게 되리라고 생각한다. 또한 산림청 관할의 30여 개의 자연휴양림의 자원을 제대로 활용하게 되면 오늘날 극성을 부리고 있는 '코로나19 퇴치를 위한 요양시설'로서의 기능과 역할을 하게 된다고 생각한다. 그리고 산림청 관할의 30여 개의 자연휴양림의 자원을 제대로 활용하게 되면 오늘날 각광을 받고 있는 항노화 산업의 본산으로서의 기능과 역할을 하게 된다고 생각한다.

【항노화 산업의 본산】

　항노화(Anti Again)란 노화의 속도를 지연시켜 젊음을 최대한 연장하는 것이다. 항노화 의학은 사람이 늙어 가면서 일어나는 노화를 자연현상으로 보지 않고 일종의 질환으로 보고 치료한다. 2005년 정부가 발표한 고령화 친화산업 활성화에 의하면 항노화 산업은 매년 10% 이상의 성장을 보이고 있다고 한다.

　2005년 현대경제연구원은 고령화 시대를 맞아 주목받게 될 5대 트렌드 중 하나로 '항노화 산업'을 꼽았다. 삼성의료경영연구소는 또한 항노화 산업을 의료계의 블루오션으로 분류하고 있다.

최근 유해 성분이 많은 혈액을 정화시켜 질병을 예방, 치료하는 방법이 인기다. 그중의 하나가 바로 혈액의 일부(약 80cc 정도)를 뽑아 '산소'를 넣고 치료광선을 쬐어 다시 몸속에 넣는 혈액광양자요법(포트테라피)이다. 혈액광양자요법(포트테라피)이 질병의 예방, 치료법으로서 인기를 끌게 된 이유는 혈액의 일부(약 80cc 정도)를 뽑아 '산소'를 넣는 시술을 받게 되면 혈액 속에 있는 고혈당, 콜레스테롤, 바이러스, 곰팡이, 균, 중금속 등이 걸러지면서 혈액의 점성이 떨어져 맑고 깨끗해진다.

깨끗한 혈액은 미세혈관에 이르기까지 구석구석까지 순환이 잘되어서 신체기능의 향상은 물론 항산화 효과까지 가져다준다고 한다. 시술이 끝날 때쯤이면 볼이 발그레해지면서 얼굴의 혈색이 달라진다. 시간이 지나면 몸이 가벼워지고 신체기능이 향상된다. 성기능, 만성두통, 만성 불면증, 손발 저림 등 혈액순환 장애로 나타났던 증상이 개선된다는 것이 그 이유이다.

고가의 의료경비 때문에 처음에는 현대그룹 창업자인 정주영 회장이 생전에 자주 받던 치료법이었고 중국의 강택민 주석이 해외여행 중 스위스에서 즐겨 받았던 값비싼 치료법이었으나 오늘날에는 국내 기업의 CEO, 정치인, 연예인 등이 많이 시술을 받고 있다고 한다.

혈액 광양자요법(포트테라피)의 경우, 혈액의 일부(약 80cc 정도)를 뽑아 '산소'를 넣고 치료광선을 쬐어 다시 몸속에 넣는 인위적인 방법에 비한다면 그리고 그러한 인위적인 방법이 환자 또는 수요자의 필요에 따라 한시적으로만 이용할 수 있는 데 비한다면 나무를 이용한 복식호흡법 그리고 나무를 이용한 혈액의 정화능력은 별다른 경제적 부담이 없이 그리고 친환경적인 방법으로 비교 자체가 불필요한 탁월한 혈액

정화기능을 갖추게 된다고 생각된다.

따라서 자연휴양림에서 실시하는 건강 프로그램에다 다양한 혈관소통 방법을 편성하고 그중에서도 나무를 이용한 복식호흡법을 수련자들에게 집중해서 지도하게 되면 자연휴양림이 오늘 날 각광을 받고 있는 항노화산업의 본산으로서의 위치를 차지하게 된다고 생각한다.

【나무를 이용한 복식호흡】

'나무를 이용한 복식호흡'을 수련하게 되면 앞장에서 이미 언급한 바와 같이 자연휴양림에 들어선 울창한 나무들 하나하나가 다음과 같은 복합적인 기능을 수행하게 된다.

큰 나무에 등을 기대고 앉아 두 다리를 어깨 넓이보다 약간 더 넓게 벌리거나 또는 두 발뒤꿈치 사이에 약 20㎝의 거리를 두고 두 다리가 느슨한 형태의 마름모꼴을 취하고서 코로 숨을 들이켜게 되면 들이켜는 숨이 몰라보게 길어지면서 입으로 토하는 숨 역시 길어지는 복식호흡이 저절로 이루어진다.

큰 나무에 등을 기대고 앉아 둔부가 자연스럽게 들려 있게 되면 30여 개의 척추마디뼈를 감싸고 있는 근육과 인대가 밑으로 당겨지면서 생긴 견인력은 수련자의 의지와 관계없이 확장된 기도를 통해서 숨을 끌어들이는 흡인력으로 작용하기 때문이다. 큰 나무에 등을 기대고 앉아 위와 같은 수련자세를 취하는 것만으로도 복식호흡이 가능하게 된다는 의미에서 나무는 '복식호흡기'로서의 역할을 하게 된다.

또한 둔부가 들려 있게 되면 지속적으로 척추선을 타고 내려가는 몸 안의 기운(압력)의 일부는 항문과 발끝을 통하여 배출되어 나가고 미처 배출되지 못한 기운(압력)은 그대로 골반과 다리 부위에 축적되는 과정에서 척추관과 그 주변의 혈관은 물론 발바닥의 미세혈관까지도 소통시켜 나가게 된다. 큰 나무에 등을 기대고 앉아 위와 같은 수련자세를 취하게 되면 나무는 막힌 혈관을 소통시켜 혈액을 순환시킨다는 의미에서 '전신 혈액 순환기'가 되고 활발해진 혈액순환으로 쌓인 피로를 풀어 주고 기력을 증진, 강화한다는 의미에서 나무는 '기력 충전기'가 된다.

또한 등을 기대고 앉아 있는 나무는 복식호흡으로 지속적으로 그리고 보다 많이 들이켠 대기 중의 산소가 혈관 벽에 들러붙어 암과 만성 질환의 원인이 되고 있는 노폐물과 바이러스를 산화, 연소시켜 난치병의 근원을 소멸시켜 나간다는 의미에서 '암과 바이러스를 소멸시키는 생명의 나무'가 된다.

그리고 등을 기대고 앉아 있는 나무는 복식호흡으로 지속적으로 그리고 보다 많이 들이켠 대기 중의 산소가 혈액 중의 고혈당, 코르스테롤, 바이러스, 세균, 곰팡이 등의 유해물질을 산화, 연소시키게 되고 혈액이 맑아진 것만큼 정신이 맑아지게 된다. 다시 말해서 등을 기대고 있는 나무는 '혈액을 맑게 하는 혈액 정화기'가 된다.

난치병 사례연구에서 거시된 담적증 환자, 반신불수의 뇌졸중 환자, 중증의 유방암 환자들에게는 자신들이 스스로 만든 복식호흡기는 잠을 잘 때에 이를 사용하게 하고 부산 성지곡 공원에서 만나 복식호흡을 수련할 때에는 '나무를 이용한 복식호흡법'을 집중적으로 지도하였고 그들 또한 '나무를 이용한 복식호흡법'을 익혀 일상생활에서도 이를 생활화함으로써 비로소 단기간에 치유의 길로 들어서게 되었다고 생각한다.

【나무와 더불어 공영, 공생한다】

오늘날 현대의학으로도 그리고 이를 대신한 한방요법으로도 성인병이나 만성적인 질환에 대해 스스로 그 한계를 보이게 되자, 이에 대한 대안으로 대체의학이 새롭게 대두되었고 점차 그 영역을 확대하고 있다. 쏟아져 나오는 각종 대체의학 요법이나 건강보조식품들이 앞다투어 만병통치약처럼 홍보 매체를 통해 선전하고 있다 보니 정작 질환을 앓고 있는 환자들은 어떤 것을 택하여야 할지 갈피를 잡을 수가 없다.

우리가 왕성한 생명력을 가진 나무로부터 혈관소통에 필요한 '압력(氣)'과 '산소'를 손쉽게 취할 수 있는 호흡법을 개발하게 되면, 그리고 나무들이 내어 놓는 온갖 휘발성 방향물질(芳香物質)들과 그 약리적 성분들을 숲속에서 호흡을 통해서 흡수하게 되면 구태여 현대의료시설을 이용하거나 값비싼 건강기능식품들을 섭취하지 않더라도, 별다른 경제적인 부담이 없이 그리고 친환경적인 방법으로 혈관을 소통시키게 되고 면역력을 강화하게 되어 건강한 나날을 보낼 수 있게 될 것이다. 난치병에 속하는 암이나 만성 질환을 그리고 오늘날 극성을 부리고 있는 코로나바이러스를 생명력이 충만한 숲속에서 해소할 수 있는 방안을 찾게 된다면 이 얼마나 경이롭고 축복받은 인생인가.

내가 산에 올라 구태여 수련을 하지 않더라도 숲속의 푸른 색상과 울

퉁불퉁한 숲길은 무디어진 내 촉감을 되살리고 숲속의 맑은 새소리는 내 정신을 일깨워 줄 것이다. 정년퇴직 이후 매일 일과 처럼 산행을 하게 되면 큰 나무그루터기에 앉아서 수련을 하게 되고 선도를 수련하는 틈 틈이 책을 가까이 하는 것은, 氣의 성질이 제대로 규명되기만 한다면, 질 병의 고통으로부터 벗어나 건강한 삶을 찾게 된다고 믿기 때문이다. 숲 속에 가기만 하면 다양한 형태의 나무들을 만나게 된다. 대자연에 대한 외경심을 간직한 채 내가 숲속에 찾아가기만 하면 언제나 변하지 않는 한결같은 모습으로, 그리고 항상 왕성한 생명력을 가지고 그 자리에 지 켜 서서 맞이해 주는 그들 나무들에게 나는 항상 감사의 뜻을 표한다.

40여 년에 걸친 선도수련의 체험을 있는 그대로 기록할 수 있었다는 것은 보람이 있고 복 받은 삶이라고 생각한다. 그리고 그러한 과정을 통 해서 나무와 더불어 공영, 공생할 수 있는 방안들을 터득할 수 있었다는 것은 더할 수 없는 축복받은 삶이라고 생각한다. 인생은 그저 세월 따라 흘러가는 강물처럼 무심한 물결이 아니라 무엇인가 가치가 있는 것으로 채워져 가는 여정(旅程)이라는 의미에서, 그 여정(旅程)에 담겨져 있는 내용들을 기록할 수 있었기 때문이다.

암과 바이러스를 소멸시키는
복식호흡

ⓒ 전영광, 2020

초판 1쇄 발행 2020년 10월 20일

지은이	전영광
펴낸이	이기봉
편집	좋은땅 편집팀
펴낸곳	도서출판 좋은땅
주소	서울 마포구 성지길 25 보광빌딩 2층
전화	02)374-8616~7
팩스	02)374-8614
이메일	gworldbook@naver.com
홈페이지	www.g-world.co.kr

ISBN   979-11-6536-875-3 (03510)

이 도서의 국립중앙도서관 출판예정도서목록(CIP)은 서지정보유통지원시스템 홈페이지(http://seoji.nl.go.kr)와 국가
자료공동목록시스템(http://www.nl.go.kr/kolisnet)에서 이용하실 수 있습니다. (CIP제어번호: CIP2020041688)